冬残奥会
常见运动伤病
防治康复手册

主编 胡毓诗 何本祥 廖远朋

U0340374

四川科学技术出版社

图书在版编目（CIP）数据

冬残奥会常见运动伤病防治康复手册 / 胡毓诗, 何本祥,
廖远朋主编. -- 成都 : 四川科学技术出版社, 2024.8
ISBN 978-7-5727-1359-0

Ⅰ. ①冬… Ⅱ. ①胡… ②何… ③廖… Ⅲ. ①运动性疾
病 – 损伤 – 防治 – 手册②运动性疾病 – 损伤 – 康复 – 手册
Ⅳ. ①R873-62

中国国家版本馆CIP数据核字（2024）第103863号

冬残奥会常见运动伤病防治康复手册

主　　编　胡毓诗　何本祥　廖远朋

出 品 人　程佳月
责任编辑　吴晓琳
助理编辑　王天芳
责任出版　欧晓春
出版发行　四川科学技术出版社
　　　　　成都市锦江区三色路238号　邮政编码 610023
　　　　　官方微博 http://weibo.com/sckjcbs
　　　　　官方微信公众号　sckjcbs
　　　　　传真 028-86361756
成品尺寸　165 mm × 235 mm
印　　张　14.5
字　　数　240 千
印　　刷　成都蜀通印务有限责任公司
版　　次　2024年8月第 1 版
印　　次　2024年8月第 1 次印刷
定　　价　75.00元

ISBN 978-7-5727-1359-0

邮　　购：成都市锦江区三色路238号新华之星A座25层　邮政编码：610023
电　　话：028-86361770

编 委 会

前　言

　　冬季残疾人奥林匹克运动会（简称冬残奥会），是指参加的运动员均为残障人士的奥林匹克运动会，每4年举办1次，冬残奥会起源于对残障人士推广的运动康复训练法。1976年，第一届冬残奥会在瑞典恩舍尔兹维克举办；1994年，第六届冬残奥会在挪威利勒哈默尔举办，这是冬残奥会首次与冬季奥林匹克运动会（简称冬奥会）在同一年同一地点举办。1998年，第七届冬残奥会在日本长野举办，这是冬残奥会首次在欧洲以外的国家举办。

　　第十三届冬残奥会于2022年3月4日在北京开幕，中国体育代表团表现出色，获得18金20银23铜，历史上首次位列金牌榜和奖牌榜首位。冬残奥会包括残奥高山滑雪、残奥单板滑雪、残奥越野滑雪、残奥冬季两项、残奥冰球、轮椅冰壶等竞赛大项。冰雪运动属于高风险运动，运动员发生运动损伤和运动性伤病概率较高，而冬残奥运动员在训练及比赛过程中一旦发生运动损伤更不容小觑，及时、科学、有效地进行医疗救治与伤病防治康复是保护运动员免受二次损伤的关键。

　　我们多年来致力于高水平运动队员运动损伤后的防治康复与竞技表现能力提升的服务保障与路径体系研究，自2014年索契冬奥会以来，先后参与中国短道速滑队、速度滑冰队等多支冬季项目代表队的伤病防治与康复保障服务。在2022年北京冬奥会–冬残奥会期间，更是积极参与到国家重点研发计划"科技冬奥"重点专项——冬残奥运动员运动表现提升的关键技术项目，在北京冬残奥会6大项代表队备战直至参赛期间，带领团队承担各队伍队员运动损伤防治与康复工作，帮助其减少伤病对竞技运动表现的影响，提高竞技运动成绩。顺利完成上述保障工作至今，系统性地梳理了冬残奥会项目运动员常见的运动损伤和运动性伤病种类，同时结合残疾人参加体育项目的特点，按病因、病理、诊断、防治与康复方面进行整理总结，给予了更具针对性、更加高效的诊疗和康复手段，方便冬残奥会运动员、教练员、队医及其他冬残奥会工作人员快速、便捷地了解、预防伤病的发生、发展。

正如2022年北京冬残奥会开幕式主题"生命的绽放"，冬残奥会运动员打破重重阻碍，用拼搏向全世界传递中国人的冬奥热情；亦如闭幕式主题"在温暖中永恒"，我们也希望能在运动医学的专业领域，用一双手诠释"理解、尊重、关心、帮助"的残奥精神，为中国残疾人体育事业略尽我们的微薄之力，陪伴残奥运动员，让中国残奥事业光明永续，希望长存，微火不微！

第十四届冬残奥会将于2026年3月6日至15日在意大利米兰和科尔蒂纳丹佩佐举行，希望中国冬残奥会项目代表队的运动员们能够利刃出鞘，再创佳绩，让我们一起致敬不屈的灵魂！

编者团队
2024年3月

目　录

上　篇

上 篇

第一章　冬残奥会竞赛项目概论

第一节　残奥冬季两项

残奥冬季两项是户外雪上运动项目之一，它是由越野滑雪和雪地射击两种不同特点的竞赛项目结合在一起进行的运动，既要掌握越野滑雪技术，也要掌握射击技术。比赛设视力障碍、站姿、坐姿三个组别，运动员需动静结合，既要有立即由动转静的能力，也要有立即由静转动的能力。残奥冬季两项是冬奥会的正式项目之一。1912年挪威军队在奥斯陆举行名为"为了战争"的滑雪射击比赛，后逐渐在欧美国家开展，成为一种体育运动项目。1924年被列为首届冬奥会表演项目；1960年被列为冬奥会比赛项目，并定名为现代冬季两项；1988年在因斯布鲁克冬残奥会上，残奥冬季两项正式被列为比赛项目。残奥冬季两项是由残奥越野滑雪和射击两种竞技比赛项目结合在一起进行的运动，运动员在比赛中要完成动静之间的变化以及速度与精准度的挑战。

冬季两项是专业运动员之间速度、技术、力量、意志力、心理的比拼；冬残奥会的参赛选手不同于普通运动员，每位运动员都是特殊的，故而对运动员的身体素质和意志力都有极高的要求，每位运动员都要求自己以最短的时间取得最佳的成绩，并且还需中途完成难度系数较高的射击动作，也就是需短时间内完成有氧与无氧运动，这非常考验一名运动员的专业素质以及体力素质。

2022年北京冬残奥会也将残奥冬季两项比赛确定为正式项目之一，在张家口赛区的国家冬季两项中心举行。比赛设视力障碍、站姿、坐姿三个组别，每个组别都分别设置长距离、中距离、短距离3个项目，长距离项目包括男子15公里和女子12.5公里，中距离项目包括男子12.5公里和女子10公里，短距离项目包括男子7.5公里和女子6公里，共产生18枚金牌。

残奥冬季两项比赛出发、计时的规则与残奥越野滑雪相同，成绩计算方法也基本相同，各组别比赛成绩乘以运动员相应分级系数后得到最终比赛成绩；赛道也与残奥越野滑雪基本相同。其中，坐姿组比赛运动员在人工开出的雪槽内滑行，站姿组及视力障碍组比赛全部采用自由滑雪技术。在视力障碍组比赛中，运动员可配有导滑员。

短距离比赛有2轮射击，中距离和长距离各有4轮射击，滑行时枪支不用随身携带。站姿组和视力障碍组运动员均采用卧姿，坐姿组运动员可以选择卧姿或坐姿，射击距离为10 m。

在比赛中，运动员每轮射击都有5发子弹，短距离和中距离比赛脱靶1次需在处罚道加罚1圈。站姿组和视力障碍组处罚圈周长为150 m，坐姿组处罚圈周长为100 m。长距离比赛脱靶1次加罚1分钟。由此可见，射击环节在整个比赛中至关重要，如果射击脱靶了就会加罚圈数，从而影响最终的成绩。

在整个比赛时，运动员容易受到外界环境的干扰，如果选手不能及时调整好心态，就极容易影响最终的比赛成绩。一部分运动员为了追求精准的射击，耽误时间太多，第一次如果脱靶，心态也将随之发生改变，影响呼吸节奏和时间。此外，过于关注自己和对手的成绩、心有杂念、体力消耗等原因也会影响后面的滑雪部分，所以该项目对运动员的心理素质有着极高的要求。总的来讲，想要在残奥冬季两项取得理想的成绩，能力是取得胜利的核心；射击"精准"是获胜的基本保障；策划比赛策略和拥有比赛中的较高智力水平是制胜基础；强大的心理素质是获胜前提；不受外界环境干扰并且能够快速适应实时比赛环境是取得理想成绩的关键。

第二节　轮椅冰壶

轮椅冰壶是冬残奥会中冬季体育运动发展最快的项目之一。该运动是指运动员坐在固定的轮椅上，用投壶杆进行投壶的一项冰壶运动。运动员在比赛中使用的冰壶石与普通冰壶比赛中使用的冰壶石是一样的，使用的也是相同的冰壶场地。它们的不同之处在于轮椅冰壶设置有专门的轮椅冰壶规则，另外，轮椅冰壶的运动员可以选择使用有传石和稳定轮椅作用的手杖或棍。

比赛分两队进行，两队各有4名球员。轮流投掷冰壶进行对抗，每场比赛有两个组，每个组各有8颗冰壶，每一组的冰壶是不同的颜色，以便区别；每场比赛分上下场，一共8局。赛前双方先进行掷壶，根据离圆心的远近定先后投掷的顺序，每局结束后交替掷球；每队两名球员均有两颗冰壶，即有两次掷球机会。两队按·垒、二垒、三垒及主力球员的顺序进行掷球，并尽可能地准确地投掷到营垒的中心。球员在前卫线后从固定的轮椅上掷出冰壶，使其自行以直线或弧线轨道滑向营垒中心。掷球球员在力求将冰壶滑向圆心的同时，也可在主力球员的指挥下用冰壶将对方的冰壶撞出营垒或将场上本方的冰壶撞向营垒圆心。当双方球员掷完所有冰壶后，以场地上冰壶距离营垒圆心的远近决定胜负，每壶1分，积分多的队取胜。

轮椅冰壶在2006年被正式纳入冬残奥会正式比赛项目，2008年在瑞士的苏尔塞举办了首届世界轮椅冰壶锦标赛。2007年，我国正式成立了中国轮椅冰壶队，并积极利用"北冰南展"的有利因素，积极推动北京、上海、河北等地区开展冰壶运动。2014年2月，中国轮椅冰壶队第一次参加俄罗斯索契举办的冬残奥会，并取得了第4名的成绩；在2018年韩国平昌冬残奥会上，中国轮椅冰壶队首夺金牌，实现了中国体育代表团在历届冬残奥会上金牌"零的突破"，填写了历史的空白；在2019年苏格兰世界轮椅冰壶世锦赛上，中国轮椅冰壶队再次夺得冠军。中国轮椅冰壶队仅用1年时间就实现了大满贯。

自从20世纪90年代以来，轮椅冰壶运动受到了全世界各国残疾人运动员和爱好者的广泛欢迎。轮椅冰壶运动不仅丰富了残疾人冬季冰雪运动方式，还体现出了残疾人参加冰雪体育的无障碍理念，有效地保障了残疾人冰雪体育的权益，同时也极大地展示了残疾人超越缺陷、征服对手的意志力，是心态、意志力，专业技术之间的较量。目前我国的轮椅冰壶水平与世界水平还有一定的差距，还需要运动员的刻苦科学训练、教练员的耐心引导、医疗后勤团队的保驾护航，以此为基础，相信在不久的将来，轮椅冰壶必将开拓新的历史。

第三节 残奥冰球

残奥冰球原名冰橇冰球，是冬残奥会两个冰上比赛项目之一，是一项以传统冰球运动为基本原型，将运动员下肢固定在冰橇上，防止运动员站立，让运动员坐在冰橇特制座椅上参加比赛，只通过上身完成动作的运动项目，座椅距离冰面很近。冰橇是队员使用的重要装备，每个队员都要根据比赛的规则、自身残疾情况和身体条件量身定做，一般用钢、铝、钛和镁等材料制作而成，包括车架、前滑轨、足蹬、座斗、足跟支撑以及1～2个冰刀。

冬残奥会冰球比赛场地规格与冬奥会完全一致，比赛规则也基本相同。共有8支参赛队伍，每队可由15名队员参赛，或者最多16名队员参赛，其中至少包含一名女队员。双方各派出包括守门员在内的6名队员上场，比赛中可随时换人，且没有名额和次数限制。比赛分为3场，每场比赛持续15分钟，中场休息15分钟。进1个球得1分，得分多者胜。如果3局比赛结束时两队比分相等，则进行加时赛，加时赛一旦进球，比赛即结束；若加时赛结束仍为平局，双方将通过射门比赛决出胜负。比赛分为预赛、四分之一决赛、半决赛和决赛，其中，预赛分为两组，进行单循环赛，每组前两名进入半决赛；半决赛进行交叉淘汰赛，胜者将进入决赛，决出冠亚军，负者决出第三、四名。

20世纪60年代，在瑞典斯德哥尔摩的一个康复中心里，一批热爱冰球运动的残疾运动员，从冰球项目中设计出了冰橇冰球运动。1969年，第一届国际冰球比赛在瑞典斯德哥尔摩举办；1976年，在瑞典恩舍尔兹维克举办的第一届冬残奥会上，冰橇冰球被列为表演项目；在挪威利勒哈默尔举办的第六届冬残奥会上，冰橇冰球成为正式比赛项目；在韩国平昌举办的第十二届冬残奥会上，冰橇冰球被正式更名为残奥冰球。受环境和气候等影响，该项目在我国起步较晚，从2017年起，我国组建国家队，但仅有少数地区及人员参训，主要集中在我国河北、山东、黑龙江、辽宁等地，开展规模较小，且项目的认知度不高，发展较慢。我国残奥冰球项目竞技水平与欧洲、北美等国强队相比存在一定的差距与不足。

残奥冰球属于技能主导类同场对抗性集体项目，是一项集高力量、高速度、高耐力、高协调、高灵敏等素质于一体的运动项目，对运动员综合能力要求较高。滑行技术是残奥冰球进攻技术与防守技术的基础。运动员只要踏入冰球场就必须使用滑行技术，只有熟练掌握滑行技术才能在冰上自如地进行其他技术练习，如急起、进攻、射门、传接球、运球、防守等。该项目为团体运动，如足球运动　样紧张而又激烈，不仅考验运动员的体力以及专业技术，而且考验运动员之间的默契配合以及战术实施。

第四节　残奥高山滑雪

高山滑雪最早起源于欧洲的阿尔卑斯地区，因此又被称为阿尔卑斯滑雪。高山滑雪是在传统的越野滑雪的基础上进一步发展而来的，在1936年第四届冬奥会以后就被列入冬奥会的竞争性项目。残奥高山滑雪项目是冬残奥会的传统比赛项目，也是目前冬残奥会六大重点运动项目之一，运动项目包括滑降、回转、大回转、超级大回转、超级全能五个分项；根据运动员性别及残疾类型又分为六个组别，即女子视力障碍组、女子坐姿组、女子站姿组、男子视力障碍组、男子坐姿组、男子站姿组，共细分为30个小项。2002年，中国首次参加了残奥高山滑雪项目；2022年，北京冬残奥会上该项目产生了30枚金牌，是金牌数量最多的项目。

残奥高山滑雪各小项比赛场地落差各不相同，范围一般在140～800 m。三个组别，男女分开进行，采用相同的滑行路线，一般滑行顺序为视力障碍组、站姿组、坐姿组。

滑降：滑降是高山滑雪中速度最快的一项，大多根据所在的比赛场地进行门间距的选择，垂直落差在450～800 m。滑降赛的特征体现在六个方面：技术、勇气、速度、冒险、身体状况和判断力，运动员需根据自己的滑行水平和对自身的判断力进行速度和技术的调整。滑降赛仅进行一次滑行，滑行时间乘以运动员所在项目的系数得到最终名次。

回转：回转是技术型项目，垂直落差在140～220 m。路线由单个或多个旗门相连，在不同的转弯半径改变不同的方向，回转旗门包括横向和垂直方向旗门，以及1～3个垂直组合旗门和1～3个延时组合旗门。组合旗门的距离不得小于0.75 m，且不得大于1 m。垂直组合旗门必须设置在一条直线上，延时组合旗门的绕行杆间距最小12 m，最大18 m。在没有外侧杆的地方，运动员双脚和雪板前端需从同侧通过绕行杆，且须沿着正常的回转比赛路线进行，即穿过绕行杆之间的虚拟路线，如果运动员掉了一只雪板，但没有犯规，如没有骑跨旗门杆，则余下的雪板尖和双脚都需遵守以上要求，即余下的雪权尖前端和双脚需从同侧通过绕行杆，且须沿正确的回转路线进行，穿过绕行杆之间的虚拟路线，如果运动员没有正确地穿过绕行杆之间的虚拟路线，而且没有按照正常的比赛路线滑行，则运动员必须攀登到指定位置，即固定器前端越过回转杆的虚拟线。通过回转路线进行比赛，回转路线比其他比赛都短，但旗门很多，运动员需成功绕过，如果运动员错过了一个旗门就会被取消比赛资格。每个运动员需在同一天以不同的路线完成两次滑行，两次滑行的时间加在一起乘以运动员所在项目的系数决定最终名次。

大回转：大回转是技术型项目，垂直落差在300～400 m。通常路线宽度为40 m左右，相邻两个连续旗门的最小距离不少于10 m。路线由各种大转弯、中转弯和小转弯组成，运动员可以自由地在旗门间选择路线。在没有外侧杆的地方，双脚和雪板前端需从同侧通过绕行杆，沿着正常的大回转比赛路线穿过绕行杆之间的虚拟线，如果运动员丢了一只雪板但没有犯规，如骑跨旗门，那么余下的那只雪板尖和双脚都必须符合所有要求，即在比赛过程中要使自己的滑行轨迹尽可能接近直线以减小滑行距离，又要保证较快的滑行速度，还要满足在旗门间来回穿梭的比赛要求。大回转比回转比赛路线更长，旗门更少，旗门数量是由路线的落差决定的，如果运动员错过了一个旗门将会被取消资格。每个运动员会在同一天以不同路线完成两次滑行，两次滑行的时间相加乘以运动员所在项目的系数决定最终名次。

超级大回转：超级大回转是速度型项目，垂直落差在400～600 m。路线宽度为30 m左右，超级大回转中有各种大转弯、中转弯，运动员可以相对自由地在旗门间选择自己的路线。超级大回转路线通常比滑降短，但比回转和大回转长。超级大回转只需要完成一次滑行，滑行的时间乘以运动员所在项目的系数决定最终名次。

超级全能：超级全能是由两个单项比赛成绩相加而得，通常包括一个滑降（或一个超级大回转）和一个回转。运动员要在同一天内完成两次不同路线的滑行，两次滑行的成绩相加乘以所在项目的系数决定最终名次。

视力障碍组运动员的比赛，由导滑员使用对讲机或扬声器引导配合完成，全盲运动员则需要佩戴全黑镜片滑雪镜。高山滑雪导滑员多从站姿组选择，视力障碍组运动员除视物模糊、视野不清、范围空洞外，无肢体残疾或神经类疾病。在训练或比赛过程中，导滑员先行出发，运动员需在导滑员后滑行，导滑员使用对讲机或扬声器向视力障碍组运动员传达指令如一脚门、蛇形门、螺旋门等术语，提醒雪道变化，在回转比赛中，运动员和导滑员之间的距离必须小于三个旗门，在大回转、超级大回转和滑降比赛中，运动员和导滑员的距离必须小于两个旗门，其中不包括延时组合旗门和垂直组合旗门，运动员只允许在最后一个旗门和终点线超过导滑员，由此可见视力障碍运动员与导滑员的默契度十分重要。

截肢或脊椎损伤截瘫的坐姿运动员使用特殊的滑雪辅助装置——坐式滑雪器（坐式滑雪车和助滑器），坐式滑雪器下面一般安装单只雪板，滑行主要靠核心力量完成，基本不需要下肢力量的参与。在回转项目过程中，重心变化、腰腹核心收缩旋转和肢体转动需同时进行，此项动作的流畅性与协调性是重心的轨迹和雪板的滑行轨迹进行交换的关键。转弯半径过大、速度过快时，身体的重心便无限平行于地面，所靠近雪面一侧的上肢便要利用助滑器反作用于地面而起身，同时配合腰腹肌协助转体完成全面的提升重心运动。

站姿运动员需根据不同残疾类型给其配备不同的滑雪装备，单下肢运动员使用单滑雪板加助滑器，或佩戴假肢使用双滑雪板；上肢健全或单上肢运动员使用手握雪杖或助滑器。在比赛过程中，LW5/7、LW6/8、LW9级别用一只雪板的运动员不能使用其他的肢体接触雪面保持平衡以增加比赛中的优势。下肢的平衡性、反应能力与力量强度对站姿运动员来说至关重要，在高速转弯过程中，髋关节和膝关节需要互相配合从而进行不同程度的伸展，运动员在保持上半身动作幅度不大的状态下，双髋关节分别进行外展与内收以控制雪板方向，踝关节、膝关节、髋关节在矢状面形成一个类似三角形的力矩，以保持整体动作的平衡。伸髋关节的肌群通常采用近固定的方式收缩，伸膝关节的肌群通常采用远固定的方式收缩。踝关节在运动过程中负重最大且需要反复背伸、跖屈、内外翻。

第五节 残奥越野滑雪

残奥越野滑雪是开展最为广泛的残疾人冬季项目，也是对体能要求极高的重要比赛项目，被誉为"雪上马拉松"。越野滑雪是滑雪运动中最早的项目，在人类生活早期，在人类生存和与自然斗争的过程中，越野滑雪即被视为是一种在雪地代步和狩猎的工具。发展到中世纪，越野滑雪逐渐被应用于军事。随着时代的发展，越野滑雪的实用性虽已逐渐降低，但由于它贴近自然、贴近生活，故而被人们广泛接受，演变成了现代的竞技运动和旅游项目。现如今，竞技场上的越野滑雪不仅对普通运动员具有挑战，对身体有残障的运动员来说也是一项挑战自然、展现竞技精神的运动。残奥越野滑雪从第一届冬残奥会起就被列为正式的比赛项目。

残奥越野滑雪根据运动员残障情况不同，又分为视力障碍、站姿、坐姿三个组别，其中一名视力障碍组运动员与一名视力正常的导滑员一起参加比赛，坐姿组又分为坐姿和跪姿。

男女运动员采用传统技术或自由技术在短距离、中距离和长距离进行比赛或参加团队接力，个人项目中的站姿组、坐姿组、视力障碍组运动员出发的顺序一般由仲裁委员会最终确定，通常安排男子在女子前面出发。运动员出发的方式均采用间隔出发，出发顺序由抽签、积分系统、排名、资格体系等方法决定。

接力可以由 2～4 名运动员参加比赛，第一棒和第三棒赛道为传统技术赛道，第二棒和第四棒赛道为自由技术赛道。混合接力必须至少有一名女运动员参加，公开接力性别不限。各组别运动员比赛成绩乘以相应分级系数才是最终的比赛成绩。

冬残奥会越野滑雪的器材包括雪板、雪杖、雪鞋、固定器、雪杖握柄、握柄带、夏训滑轮、滑轮杖尖、雪上杖尖、坐式滑雪器及其配件和雪蜡、打蜡工具等。在国际残疾人奥委会（IPC）认可的比赛中，B1级视力障碍运动员必须佩戴经技术委员会检查的眼罩或眼镜，以保证没有光进入眼罩或眼镜；如果运动员自己携带的眼镜未通过检查，则使用技术委员会提供的眼镜。

关于越野滑雪的技巧，站姿组的越野滑雪技巧与普通大众的越野滑雪技巧相差不大，都需灵活运用登山、滑降、转弯、滑行等基本技术滑行于山丘雪原。坐姿组和视力障碍组的难度就相对较大，坐姿组采用坐姿或者跪姿，视力障碍组需要导滑员在前方领滑，两者在灵活性、柔韧性、协调性三方面上就局限于站姿组，这更加讲究的是参赛运动员身体素质、耐力以及速度的比拼，特别是上肢力量的耐力显得尤为重要。

想取得好的比赛成绩，任何体育项目的优秀运动员，都必须拥有较好的"悟性"，即学习和掌握专业技术的敏感性和能力。我国残疾越野滑雪起步较晚、发展缓慢，与欧洲越野滑雪强国相比，存在非雪期训练装备落后，以及运动员越野滑雪技能测试方法缺乏等问题。在当下残疾人滑雪并不普及，还需要更多的努力。

第六节　残奥单板滑雪

残奥单板滑雪是冬残奥会的传统比赛项目，单板滑雪源于20世纪60年代中期的美国，其产生与滑板和冲浪运动有关，其潇洒的专业动作具备一定的观赏性，与自由滑雪相比，单板滑雪无疑是全世界范围内影响力最大、职业化程度最高的冰雪项目之一。在2014年索契冬残奥会上，残奥单板滑雪被正式列为比赛项目，属于高山滑雪的一部分；在2018年韩国平昌冬残奥会上从高山滑雪中分离出来成为独立的雪上项目比赛大项。残奥单板滑雪是冬残奥会6个大项之一，也是冬残奥会最"年轻"的大项。单板滑雪运动是一种具有极强生命力的新兴冰雪运动，未来发展可能会更加趋于综合性和规模化。

比赛包括障碍追逐、坡面回转两个分项。在障碍追逐赛时，参赛选手需穿戴符合比赛规则的滑雪设备在起伏不定的雪道上由上向下滑行，并且在向下滑行的过程中需要穿过一定数量的障碍物，以此增加难度，由起始点到终点用时最少的运动员获胜。坡面回转赛道场地为不规则地形，有一定角度的斜坡，垂直落差在100~250 m，平均坡度15°；障碍追逐赛道垂直落差在100~250 m，赛道长度在500~1 000 m，平均坡度在12°。在比赛过程中，参赛选手在出发阶段需要有 "拉门"动作，以获得更快的起始速度，以此方法在障碍追逐赛中占据最佳的滑行路线，具备战术规划意义。对于一名优秀的残奥单板滑雪运动员而言，出发阶段的关键与其上肢最大力量、速度力量等力量因素密切相关，出发阶段的运动表现可能直接影响最终的比赛成绩。残奥单板滑雪运动员的出发动作需要上肢与核心协同发力，这就对残奥单板滑雪运动员提出了更高的要求，因此，该项目运动员往往需要具备较强的上肢肌肉力量及核心力量。

我国开展残奥单板滑雪运动时间不长且滑雪群众基础方面与国外还相差甚远，这也是我国发展滑雪运动面临的最大挑战。技术动作是单板滑雪队员和教练员正在寻求突破的环节。我国2018年才首次参加冬残奥会比赛，但发展速度较快，2018年底便在国际赛事上取得了金牌"零的突破"。

残奥单板滑雪是一项挑战自我、展现速度与激情的运动，属于技术性很强的竞速类项目。运动员通过速度与技巧的较量，张扬个性，迸发生命潜能。就项目发展而言，瑞士、意大利、俄罗斯、奥地利、德国、斯洛文尼亚等作为老牌优势国家一直在世界上占据领先地位。我国单板滑雪项目运动成绩虽然在国际大赛中不断刷新，但在我国发展时间较短，未来将有很大的提升空间。

第二章 残疾人冬季项目运动员分级

第一节 残疾人高山滑雪运动员分级

一、肢体残疾运动员分级

1. LW1 级（双侧下肢损伤）

满足以下（1）（2）（3）中任意一项，且同时满足（4）即可评为该运动级别。

（1）双下肢肌力<35分（满分为80分）。

（2）双侧膝关节以上截肢；或单侧膝关节以上截肢合并另一侧膝关节以下截肢；或其他类同肢体缺失的损伤。

（3）双下肢痉挛2~3级，且伴有病理反射；手足徐动和共济失调；双下肢有不自主运动。

（4）使用两个滑雪板、两个雪杖/助滑器，滑雪板可捆扎在一起。

2. LW2 级（单侧下肢损伤）

满足以下（1）（2）（3）中任意一项，且同时满足（4）即可评为该运动级别。

（1）单侧下肢肌力<20分（满分为40分）。

（2）单侧膝关节以上截肢或膝关节以下截肢，最低为经踝关节截肢，或导致类同的肢体缺失的损伤；同侧膝关节和髋关节的融合/固定。

（3）类同（1）（2）的功能障碍的肌张力高，手足徐动和共济失调。

（4）使用一个滑雪板、两个雪杖/助滑器，受损一侧下肢不能触雪。

3. LW3 级（双侧下肢损伤）

满足以下（1）（2）（3）中任意一项，且同时满足（4）即可评为该运动级别。

（1）双下肢肌力＜60分（满分为80分）。

（2）双侧经踝关节或踝关节以上、膝关节以下的截肢，或导致类同的肢体缺失的损伤。

（3）双下肢痉挛1～2级，且伴有病理反射；手足徐动和共济失调，双下肢有不自主运动。

（4）使用两个滑雪板、两个雪杖/助滑器。

4. LW4 级（单侧下肢损伤）

满足以下（1）（2）（3）中任意一项，且同时满足（4）即可评为该运动级别。

（1）单侧下肢肌力≤30分（满分为40分）。

（2）单侧经踝关节或踝关节以上、膝关节以下的截肢和类同肢体缺失的损伤。

（3）类同（1）（2）的功能障碍的肌张力高，手足徐动和共济失调。

（4）使用两个滑雪板，两个雪杖/助滑器。

5. LW5/7–1 级（双侧上肢损伤）

满足以下（1）（2）（3）中任意一项，且同时满足（4）即可评为该运动级别。

（1）肌力损伤致双上肢活动受限，程度等同于双侧肘关节以上截肢，任何一只手都不能抓和使用滑雪杖。

（2）双侧肘关节以上截肢；双侧肢体缺失，残肢长度等同于双侧肘关节以上截肢。

（3）类同（1）（2）的功能障碍的肌张力高，手足徐动和共济失调。

（4）使用两个滑雪板、不用雪杖。

6. LW5/7–2 级（双侧上肢损伤）

满足以下（1）（2）（3）中任意一项，且同时满足（4）即可评为该运动级别。

（1）肌力损伤致双上肢活动受限，程度等同于一侧肘关节以上截肢，另一侧肘关节以下截肢；任何一只手都不能抓和使用滑雪杖。

（2）一侧肘关节以上、另一侧肘关节以下截肢；双侧肢体缺失，一侧残肢长度等同于肘关节以上截肢，另一侧残肢长度等同于肘关节以下截肢。

（3）类同（1）（2）的功能障碍的肌张力高，手足徐动和共济失调。

（4）使用两个滑雪板、不用雪杖。

7. LW5/7-3 级（双侧上肢损伤）

满足以下（1）（2）（3）中任意一项，且同时满足（4）即可评为该运动级别。

（1）肌力损伤致双上肢活动受限，程度等同于双侧肘关节以下截肢；任何一只手都不能抓和使用滑雪杖。

（2）双侧肘关节以下截肢；双侧肢体缺失，残肢长度等同于双侧肘关节以下截肢。

（3）类同（1）（2）的功能障碍的肌张力高，手足徐动和共济失调。

（4）使用两个滑雪板、不用雪杖。

8. LW6/8-1 级（单侧上肢损伤）

满足以下（1）（2）（3）中任意一项，且同时满足（4）即可评为该运动级别。

（1）肌力损伤致单侧上肢活动受限，程度等同于单侧肘关节以上截肢。

（2）单侧肘关节以上截肢；单侧肢体缺失，残肢长度等同于单侧肘关节以上截肢。

（3）类同（1）（2）的功能障碍的肌张力高，手足徐动和共济失调。

（4）使用两个滑雪板、一个雪杖。

9. LW6/8-2 级（单侧上肢损伤）

满足以下（1）（2）（3）中任意一项，且同时满足（4）即可评为该运动级别。

（1）肌力损伤致单侧上肢活动受限，程度等同于单侧肘关节以下截肢。

（2）单侧肘关节以下截肢；单侧肢体缺失，残肢长度等同于单侧肘关节以下截肢。

（3）类同（1）（2）的功能障碍的肌张力高，手足徐动和共济失调。

（4）使用两个滑雪板、一个雪杖。

10. LW9-1 级（同侧或对侧上肢合并下肢损伤）

满足以下（1）（2）（3）中任意一项，且同时满足（4）即可评为该运动级别。

（1）单侧下肢肌力＜20分（满分为40分）；单侧上肢活动受限，程度等同于单侧肘关节以上或肘关节以下截肢。

（2）单侧膝关节以上截肢，或导致类同肢体缺失的损伤；单侧肘关节以上或肘关节以下截肢，或导致类同肢体缺失的损伤。

（3）单侧下肢痉挛2~3级，且伴有病理反射；手足徐动和共济失调，双下肢有不自主运动。

（4）使用一个或两个滑雪板、一个或两个雪杖。

11. LW9-2 级（同侧或对侧上肢合并下肢损伤）

满足以下（1）（2）（3）中任意一项，且同时满足（4）即可评为该运动级别。

（1）单侧下肢肌力≤30分（满分40分）；单侧上肢活动受限，程度等同于单侧肘关节以上或肘关节以下截肢。

（2）单侧经踝关节截肢或导致类同肢体缺失的损伤；单侧肘关节以上或肘关节以下截肢或导致类同肢体缺失的损伤。

（3）单侧下肢痉挛1~2级，且伴有病理反射；手足徐动和共济失调，双下肢有不自主运动。

（4）使用两个滑雪板、一个或两个雪杖。

12. LW10-1 级（下肢和躯干损伤）

满足以下（1）（2）中任意一项，且同时满足（3）（4）即可评为该运动级别。

（1）上下腹肌及躯干伸肌无活动，肌力0分。

（2）类同（1）的躯干功能障碍的肌张力高、手足徐动和共济失调。

（3）无坐位平衡，陆上躯干功能技术测试0~4分。

（4）使用坐式雪板、两个滑雪器。

13. LW10-2 级（下肢和躯干损伤）

满足以下（1）（2）中任意一项，且同时满足（3）（4）即可评为该运动级别。

（1）上腹肌及躯干伸肌肌力≥1分；下腹肌及躯干伸肌肌力0分。

（2）类同（1）的躯干功能障碍的肌张力高、手足徐动和共济失调。

（3）无坐位平衡，陆上躯干功能技术测试4～8分。

（4）使用坐式雪板、两个滑雪器。

14. LW11 级（下肢和躯干损伤）

满足以下（1）（2）中任意一项，且同时满足（3）（4）即可评为该运动级别。

（1）上腹肌及躯干伸肌全范围正常活动，肌力≥4分；下腹肌及躯干伸肌部分或全范围活动，肌力≥1分；双侧髋关节屈、伸、外展、内收肌力0分。

（2）类同（1）的功能障碍的肌张力高、手足徐动和共济失调。

（3）较好的主动坐位平衡，陆上躯干功能技术测试9~15分。

（4）使用坐式雪板、两个滑雪器。

15. LW12-1 级（下肢和躯干损伤）

满足以下（1）（2）（3）中任意一项，且同时满足（4）（5）即可评为该运动级别。

（1）上腹肌及躯干伸肌全范围正常活动，肌力≥4分；下腹肌及躯干伸肌部分或全范围活动，肌力≥1分；单侧髋关节肌力≤10分（满分20分）或者双侧髋关节肌力≤30分（满分40分）。

（2）单侧髋关节离断、先天性缺失或畸形，或下肢截肢或缺失导致类同的肌力损伤。

（3）类同（1）（2）的功能障碍的肌张力高、手足徐动和共济失调。

（4）坐位平衡好，陆上躯干功能技术测试16～18分。

（5）使用坐式雪板、两个滑雪器。

16. LW12-2 级（下肢损伤）

满足以下（1）（2）（3）中任意一项，且同时满足（4）（5）即可评为该运动级别。

（1）单侧下肢肌力≤30分（满分40分）。

（2）单侧经踝关节截肢；单侧下肢缺失，残肢长度等同于经踝关节截肢。

（3）类同（1）（2）的下肢功能障碍的肌张力高、手足徐动和共济失调。

（4）坐位平衡好，陆上躯干功能技术测试16～18分。

（5）使用坐式雪板、两个滑雪器。

二、视力障碍运动员分级

1. B1级
视力＜ LogMAR 2.6[①]。

2. B2级
LogMAR 2.6≤视力≤ LogMAR 1.5，或视野半径＜5°。

3. B3级
LogMAR 1.4≤视力≤LogMAR 1.0，或视野半径＜20°。

第二节 残疾人越野滑雪、冬季两项项目运动员分级

一、肢体残疾运动员分级

1. LW2级（单侧下肢损伤）
满足以下（1）（2）（3）（4）中任意一项，且同时满足（5）即可评为该运动级别。

（1）单侧经膝关节或膝关节以上截肢。

（2）髋关节和/或膝关节无活动范围。

（3）双下肢肌力总分≤64分，或单侧下肢肌力≤16分，膝关节屈、伸肌力≤2分。

---

①LogMAR是一种通过取最小视角对数进行视力检查的方式。

（4）短肢畸形，患侧肢体长度短于健侧股骨长度，分级时应提供运动员12个月内的X线片。

（5）使用两个滑雪板、两个雪杖。

2. LW3级（双侧下肢损伤）

满足以下（1）（2）（3）（4）中任意一项，且同时满足（5）即可评为该运动级别。

（1）双下肢截肢，最低标准为双侧跖骨近端截肢。

（2）双下肢肌力<65分，其中一侧下肢肌力至少减少5分，且有一个肌群肌力至少减少3分。

（3）双下肢痉挛2级，或双下肢有不自主运动，或双下肢共济失调。

（4）短肢畸形导致前脚掌缺失，分级时应提供运动员12个月内的X线片。

（5）双侧膝关节无活动范围。

（6）使用两个滑雪板、两个雪杖。

3. LW4级（单侧下肢损伤）

满足以下（1）（2）（3）（4）中任意一项，且同时满足（5）即可评为该运动级别。

（1）单侧经踝关节或踝关节以上截肢及类同的肢体缺失。

（2）双下肢肌力<70分，其中单侧下肢肌力至少减少10分，且有一个肌群肌力至少减少3分。

（3）单侧或双侧下肢有不自主运动或共济失调。

（4）双下肢长度至少相差70 mm。

（5）使用两个潜雪板、两个雪杖。

4. LW5/7级（双上肢损伤，不使用假肢）

满足以下（1）（2）（3）中任意一项，且同时满足（4）即可评为该运动级别。

（1）双上肢截肢，最低标准为双侧经掌指关节的截肢（无残留）。

（2）双上肢肌力损伤，手抓握功能丧失。

（3）双手畸形，双手无抓握功能。

（4）使用两个滑雪板、不能使用雪杖。

5. LW6 级（单侧上肢损伤）

满足以下（1）（2）（3）中任意一项，且同时满足（4）即可评为该运动级别。

（1）单侧经肘关节或肘关节以上的截肢。

（2）单侧上肢肌力损失，腕关节、肘关节肌群肌力损伤≤2分。

（3）短肢畸形，患侧上肢长度短于健侧肱骨长度，分级时应提供运动员12个月内的X线片。

（4）使用两个滑雪板、一个雪杖。

6. LW8 级（单侧上肢损伤）

满足以下（1）（2）（3）（4）中任意一项，且同时满足（5）（6）即可评为该运动级别。

（1）单侧肘关节以下、掌指关节近端以上截肢。

（2）单侧肌力损伤，手抓握功能丧失。

（3）短肢畸形，患侧上肢长度长于健侧肱骨长度，分级时应提供运动员12个月内的X线片。

（4）单侧时关节屈、伸不超过5°，患侧上肢支撑时不能发力。

（5）使用两个滑雪板、一个雪杖。

（6）一侧上肢功能障碍，无抓握功能，将手腕绑在杆上仍无法抓握。

7. LW9 级（上下肢复合残疾）

满足以下（1）（2）中任意一项，且同时满足（3）即可评为该运动级别。

（1）一个下肢和一个上肢的损伤，分别符合LW4或LW8的分级。

（2）上下肢痉挛≥2级，共济失调，明显的手足徐动。

（3）使用两个滑雪板、一个或两个雪杖。

8. LW10 级（下肢和躯干损伤）

除符合LW4级的标准外，满足以下标准可评为该运动级别。

（1）上下腹肌肌力≤2分；即便用带子把腿绑在测试台上，仍不能对抗重力维持坐姿，没有上肢支撑，不能坐稳。

（2）陆上躯干功能技术测试0~2分。

（3）S$_{3~5}$神经支配区皮肤无感觉。鞍区感觉评分0分。

9. LW10.5级（下肢和躯干损伤）

除符合LW4级的标准外，满足以下标准可评为该运动级别。

（1）上下腹肌肌力评分3分；用带子把腿绑在测试台上，无上肢支撑，能坐稳，但移动范围不超过底座范围。

（2）陆上躯干功能技术测试3~6分。

（3）S$_{3~5}$神经支配区皮肤无感觉。鞍区感觉评分0分。

10. LW11级（下肢和躯干损伤）

除符合LW4级的标准外，满足以下标准可评为该运动级别。

（1）腹部和躯干伸肌有功能，附着骨盆的肌肉肌力可≥3分。

（2）双侧髋关节屈髋肌力≤2分，不能站立、行走，无辅助情况下可以端坐及恢复到端坐。

（3）陆上躯干功能技术测试7~10分。

（4）S$_{3~5}$神经支配区皮肤有部分感觉。鞍区感觉评分0~2分。

11. LW11.5级（下肢和躯干损伤）

除符合LW4级的标准外，满足以下标准可评为该运动级别。

（1）躯干功能接近正常，腹肌和躯干伸肌肌力可为3~4分。

（2）单侧髋关节屈曲肌力≥3分，且单侧或双侧髋关节伸肌肌力≥1分，不使用辅具能站立、行走。

（3）陆上躯干功能技术测试11分。

（4）S$_{3~5}$神经支配区皮肤有部分感觉。鞍区感觉评分0~2分。

12. LW12级（下肢损伤）

除符合LW4级的标准外，满足以下标准可评为该运动级别。

（1）躯干功能正常，腹肌和躯干伸肌肌力4~5分。

（2）单侧或双侧髋关节屈伸肌力3~5分。

（3）陆上躯干功能技术测试12分。

（4）S$_{3~5}$神经支配区皮肤有部分感觉。鞍区感觉评分0~2分。

二、视力障碍运动员分级

1. B1 级

视力<LogMAR 2.6。

2. B2 级

LogMAR 2.6≤视力≤ LogMAR 1.5，或视野半径<5°。

3. B3 级

LogMAR 1.4≤视力≤LogMAR 1.0，或视野半径<20°。

第三节　残疾人单板滑雪项目运动员分级

1. SB–LL1 级

满足以下任意一项，即为SB-LL1级。

（1）单侧经膝关节或膝关节以上截肢；双侧踝关节以上截肢；至少单侧下肢的膝关节功能丧失。

（2）单侧下肢肌力0~10分；双侧下肢肌力0~30分。

（3）双下肢任何方向肌张力增高肌张力≥2级。

（4）可观察到的双下肢及躯干不自主运动。

（5）双侧踝关节无活动范围，并且至少一个膝关节或髋关节被动活动度减少50%。

2. SB–LL2 级

满足以下任意一项，即为SB–LL2级。

（1）单侧踝关节以上截肢；先天性踝关节缺失致踝关节无功能。

（2）单侧下肢踝关节跖屈和背屈、膝关节屈伸、髋关节屈伸肌力得分0~2分；或单侧下肢肌力总分不超过24分。

（3）至少单侧下肢任何方向肌张力增高，肌张力≥2级。

（4）可观察到的单侧下肢不自主运动。

（5）双下肢长度至少相差70 mm。

（6）单侧踝关节无活动范围，或者至少单侧膝关节或髋关节被动活动度减少50%。

3. SB-UL 级

满足以下任意一项，即为SB-UL级。

（1）单侧或双侧腕关节以上截肢；先天性腕关节缺失。

（2）至少单侧上肢肌力下降，肘关节屈伸肌力0～2分，和/或肩关节屈、伸、内收、外展肌力总分≤8分。

（3）至少单侧上肢各方向活动肌张力2级。

（4）可观察到的至少单侧上肢不自主运动。

（5）单侧上肢被动活动受限，肩关节和肘关节被动关节活动度仅存50%；或单侧肩关节或肘关节被动活动度仅存25%。

第四节　残疾人冰球项目运动员分级

满足以下任意一项即为合格。

（1）单侧经踝关节的截肢，或者类似的功能障碍。

（2）双下肢肌力减少10分。

（3）单侧踝关节僵直，或膝关节屈曲畸形＞30°；如果仅髋关节活动范围受限，不符合最低参赛标准。

（4）肌张力增高、共济失调、手足徐动、协调性测试≤3分。

（5）双下肢长度至少相差70 mm。

第五节　轮椅冰壶项目运动员分级

满足以下任意一项即为合格。

（1）双下肢肌力总分＜40分。

（2）双侧踝关节以上截肢；单侧髋关节离断；一侧膝关节以上截肢，另一侧下肢肌力总分＜25分。

（3）下肢肌张力3～4级，并且不能独立行走或仅能在室内短距离行走。

（4）下肢协调功能障碍，可有力量下降或肌张力增高，并且不能独立行走或仅能在室内短距离行走。

（5）双下肢有2个或2个以上的大关节（髋、膝、踝关节）存在严重而永久的被动关节活动度受限，受限范围≥50%。

（6）上述情形的复合残疾，日常活动需依靠轮椅。

第三章　冬残奥会竞技项目常见运动损伤

冬残奥会自从1976年首次举办以来发展迅速，参赛国家及运动员人数均不断增加，随之也出现了许多新的竞技项目。由于运动员们生理特点的特殊性、冬残奥会项目比赛周期的缩短以及训练强度的加大等因素，运动员们的受伤风险不断增加。学术界对残疾运动员运动损伤的定义为由于参加适应运动（训练／比赛）而导致的任何新的肌肉骨骼疼痛的感觉或损伤，并造成正常训练或竞技的改变，包括运动方式、持续时间、强度或频率的变化，无论是否造成了训练时间或比赛中上场时间的减少。相比健全运动员来说，残疾运动员的运动损伤问题将更加严峻，这是因为残疾人在受伤后面临着更严重的功能障碍问题，如视力障碍运动员在损伤后需要对交通和新环境进行重新适应；依靠健全一侧进行身体活动的截肢运动员，损伤后的日常训练和生活会消耗更多的能量。此外，运动损伤也会引起残疾运动员的各种心理问题，包括恐惧、焦虑、抑郁、压力、悲伤和注意力集中障碍等，运动员们可能会因此变得孤僻，失去训练动力，最终影响他们的训练和比赛成绩。现有的研究发现：①冬残奥会的损伤率高于同期的冬奥会和夏季残疾人奥林匹克运动会（简称夏残奥会），2014年的索契冬奥会，残疾运动员受伤的比例为24.5%，是健全运动员受伤比例（11.9%）的2倍余，而同届夏残奥会的受伤比例为15.1%；2018年冬残奥会运动员的受伤比例为19.8%，而同届夏残奥会的受伤比例仅为12.1%。②冬残奥会期间损伤的发生率逐届升高，由2002年的9.4%上升至2018年的19.8%，其中2014年的发生率高达24.5%。

第一节　冬残奥会运动项目损伤特征

运动损伤的特征主要包括损伤发生率（损伤比例或损伤比率）、损伤的性质和损伤易发生的部位等。根据损伤的性质，运动损伤通常被分为急性损伤和继发性损伤两大类。

一、急性损伤

急性损伤是由特定的诱因引起的一种损伤类型，通常具有疼痛迅速发作的特点，根据损伤发生的原因，急性损伤可被分为：①创伤性损伤，由一个可识别的外部能量的转移引起的损伤，例如由摔伤导致的骨折、与障碍物碰撞而发生的韧带撕裂。②过度使用造成的损伤，这种情况下没有可识别且相关的外部能量的转移，如过度使用导致的肌腱撕裂。

二、继发性损伤

继发性损伤是指在一段时间内，或有某种疼痛的强度逐渐增加时，没有明确伤病原因的损伤类型，包括过度训练综合征和过度使用伤害等，如肌腱病变。由于不同竞技项目在运动学和生物力学特征上存在一定差异，因此损伤特征也有着较大的差别，所以需要对各个项目分开进行讨论。

第二节　冬残奥会竞技项目及常见运动损伤

一、残奥高山滑雪常见损伤

（一）损伤现状

残奥高山滑雪是一项速度型比赛，参赛运动员主要由站姿、坐姿和视力障碍三类运动员组成。研究发现，残奥高山滑雪运动员运动中损伤的发生率约为10%，肌肉骨骼损伤占其中的51%，77%的损伤由继发性、急性创伤事件所致。站立运动员的损伤主要集中在下肢，而坐姿运动员的损伤主要集中在上肢。运动项目特征和残疾类型常是导致损伤的重要因素。

（二）损伤类型

1. 急性损伤

残奥高山滑雪运动员比赛中的速度会达到99.2～115.2 km/h，高速滑行的过程中常会发生跌倒和碰撞等损伤事件。研究表明，冬残奥会开始前和比赛期间高山滑雪运动员急性损伤和慢性损伤发生率分别为49%和51%，相对于冬残奥会其他项目而言，残奥高山滑雪是损伤率最高的一项竞技项目，而损伤更多是由急性创伤所致的。医学调查显示，骨折和脑震荡等类型的损伤在残奥高山滑雪运动员中非常常见，骨折主要集中在单侧下肢截肢和视力障碍运动员的训练和比赛中，如腕部骨折；脑震荡主要为运动员在滑行过程中摔倒撞击所致。

2. 继发性损伤

研究表明，很多残奥高山滑雪运动员存在脊髓损伤的病史，这样的运动员的体温调节功能往往存在障碍，训练中常会由于运动装备不适等客观因素引起血液循环变差，进而导致冻伤的发生。另外，由于脊髓受损运动员痛觉阈较高，皮肤的损伤常会因过高痛觉阈值而恶化。在对肌肉骨骼损伤病的探讨中发现，运动员胸大肌、肱二头肌和大腿肌肉等软组织由于损伤类型、外在运动装备和辅助装备的不适导致运动员在损伤恢复期间发生适应性异位骨化（骨刺）的概率较高，如假肢等辅助装备的不合身导致运动员血液循环不畅，进而造成膝下截肢的运动员腓骨头周围神经病变。

轮椅是坐姿滑雪运动员非赛季陆上训练主要的训练装备，训练中运动员的上肢经常进行代偿运动，尤其以肩关节为主，经常且重复的代偿性运动导致运动员肩关节损伤率大大增加，常见的肩关节伤病有肩袖损伤、肩峰下滑囊炎、肩峰锁骨关节异常、肩峰下韧带增厚、肩脱位、肩半脱位、撞击综合征和肱二头肌腱炎等。另外，腕管综合征也是坐姿滑雪运动员经常出现的一种损伤，主要是由于腕关节是神经压迫最常见的部位，训练过程中重复、过度使用会导致手腕神经处产生炎症，进一步影响手指的控制能力，甚至会使肌肉萎缩。此外，比赛、训练中使用的坐姿滑雪器过重、过快地落地也是一个导致损伤的潜在因素。

二、残奥越野滑雪

（一）损伤现状

残奥越野滑雪运动员主要由肢体截肢、视力受损、脊髓损伤和脑瘫等几类人群组成。IPC根据不同的损伤类型将残奥越野滑雪运动员分为视力障碍、站姿和坐姿三大类，每一类再根据伤残程度划分成多个等级。

（二）损伤因素及类型

现有的研究表明，残奥越野滑雪的损伤率低于残奥高山滑雪的损伤率，但损伤程度往往比较严重，且损伤率呈上升趋势。

意外摔倒是站姿滑雪运动员发生损伤的主要诱因，若同时存在视力受损，那么损伤概率也会随之增加，其中以肩部损伤最为常见。我国备战越野滑雪的运动队中，腰部及下肢是损伤率较高的部位，多数为继发性损伤，过度训练是主要的损伤机制。较残奥高山滑雪、残奥单板滑雪和残奥冰球等项目而言，残奥越野滑雪的动作风险较低，没有激烈的身体对抗，因而训练中的运动损伤更多以劳力性损伤为主。

三、残奥冬季两项

（一）损伤现状

残奥冬季两项运动的运动员需要在高速滑行的同时尽可能提高射击命中率，这要求他们具备承受较高运动负荷刺激，以及在射击时尽快地完成由"动"到"静"转化的能力。研究表明，残奥冬季两项运动员的损伤率差异性较大，虽然2002年盐湖城冬残奥会，该项目没有因运动员损伤而造成比赛时间损失，但2010年温哥华冬残奥会，该项目的141名参赛运动员中有26名损伤，损伤率达到了18.6%。与此同时，残奥冬季两项运动员慢性损伤发生率也较高，2010年温哥华冬残奥会，慢性损伤比例高达53.8%。

（二）损伤因素与类型

对以上损伤的原因进行分析后发现，该项目发生急性损伤主要是由比赛过程中的跌倒所致，损伤部位多见于上、下肢，损伤类型包括骨折、脑震荡及胸膜腔内积气等。另外，采用不同比赛姿势的运动员的损伤部位也存在差异，坐姿运动员通常身体重心较低、滑雪姿势相对固定，其损伤部位主要集中于脊柱以及头面部等处；站姿运动员，特别是合并视力障碍的运动员，其损伤部位更多集中在膝关节。

四、残奥单板滑雪

（一）损伤现状

残奥单板滑雪运动中的损伤部位主要集中在头部、肩关节、腕关节及踝关节等处。有研究发现，相较于残奥高山滑雪运动员，残奥单板滑雪运动员的上肢损伤更多见，其中腕关节损伤比例占所有损伤类型的25%，在所有的损伤类型中，骨折的比例达到所有损伤类型的三分之一，且骨折的风险是残奥高山滑雪项目的4倍。另外有研究同样发现：若按照损伤发生率来排序，残奥单板滑雪的损伤部位依次为下肢、腕关节、上肢近端和头颈部。

（二）损伤因素

已有的研究证明，残奥单板滑雪运动员的竞技水平、竞技状态是造成伤病的关键影响因素。有研究发现，竞技水平较低的运动员腕关节/前臂骨折、头颈部骨折的发生率均明显高于竞技水平较高的运动员。有人对参加2018年韩国平昌冬残奥会的567名运动员进行了为期12天的监测发现，残奥单板滑雪的损伤发生率是所有竞赛项目中最高的，这更多是由项目特征所致，因为残奥单板滑雪对运动员的平衡能力和协调性要求很高，同时受地形、雪质等外界条件的影响，运动中容易发生摔倒，进而导致骨折等损伤的发生。

五、残奥冰球

（一）损伤现状

残奥冰球形式快速且多变，同时选手间的肢体接触十分频繁、激烈，故而损伤风险较高。残奥冰球是以传统冰球为基础，下肢残疾、麻痹的运动员将足部、膝关节及臀部等部位固定在铝制冰橇上来进行比赛。有报道指出，残奥冰球项目是冬残奥会六大项目中运动员受伤率最高的项目。2010年温哥华冬残奥会中参与残奥冰球项目的118名运动员中有40人遭遇了不同程度的损伤，损伤率高达33.9%。

（二）损伤类型

1. 肌骨损伤

常见的损伤类型包括挫伤、拉伤、扭伤等。残奥轮椅冰球运动员在比赛/训练中主要依靠球杆做牵引动作来完成推进，此时整个上肢，特别是前臂和上臂，在运动中的运动量较大，因此很容易导致残奥冰球运动员的肩关节、肘关节及腕关节等发生过劳性损伤。

2. 脑震荡

研究发现，在残奥冰球比赛过程中，运动员间的身体碰撞、拦截动作很频繁，这使得脑震荡成为该项目常见的损伤类型之一。目前针对这方面的报道较少，通过对冬残奥的监测结果进行分析发现，残奥冰球运动员的脑震荡风险是被严重低估的。

3. 压力性损伤

残奥冰球运动员所需要的座式冰橇虽然为肢体残损的运动员提供了参与体育竞技的途径，但该器械也常常给运动员带来较高的皮肤破裂风险。残奥冰球运动员的座椅内缺乏足够的填充物，同时结合运动中多向的剪切力、不适的皮肤环境以及运动员下肢特殊的解剖学特征、在比赛/训练中需要长时间保持坐姿等要素的影响，导致运动员肢体皮肤局部应力增加，发生压力性损伤的风险增加。

六、轮椅冰壶

（一）损伤现状

有研究发现，轮椅冰壶运动员上肢软组织的损伤较常见，如肩关节和手部的水疱和擦伤，原因主要为运动员未合理地穿戴防护装备。另有研究发现运动员长期处于寒冷环境下参与训练与比赛容易引发呼吸道感染。

（二）损伤因素

研究表明，重复轮椅推进动作会造成手部麻木、无力。手部麻木、无力主要发生在手部的边缘位置，通常与腕管综合征等神经重复性损伤有关。另有研究证实，轮椅冰壶运动员的非正常坐姿会造成脊柱损伤，这类运动员的坐姿状态通常表现为骨盆后倾、胸椎后凸和头部前引等，这种不良体姿会对脊柱造成不当的压力，会导致脊柱内部发生创伤和退行性改变。

第四章　常见伤病急救技术

冰雪运动形式多样，内容丰富，又不失娱乐、健身、竞技等功能，在欧美等地广泛开展。近年来，随着我国大众运动观念的多元化，冰雪运动时空限制逐渐缩小。2022年北京冬奥会的成功举办，对我国冰雪运动的发展产生了极大的促进作用，越来越多的人参与到这项运动中来，使冰雪运动真正成为一项世界性运动。

冰雪运动虽独具魅力，但其可能带来的运动损伤需要引起我们的重视，不要让运动损伤影响了运动带来的乐趣和锻炼的效果，冰雪运动的危险系数丝毫不逊于散打、拳击等强对抗项目，堪称"刀尖上的舞蹈"。追踪近年来国内冰雪运动中发生的意外伤害事故及对冰雪运动损伤的研究可看出，与夏季运动项目中的多数伤病如关节扭伤、肌肉拉伤等不同，由于冬季冰雪运动是在冰上高速进行，运动员的损伤往往更加严重，有时即使运动员"全副武装"，但仍难避免危险。因此，我们有必要切实增强安全意识，做好充分的准备和预防措施。

目前冰雪运动的伤病问题已成为影响运动训练和运动成绩的重要原因。运动损伤的发生不仅影响运动员正常的训练和比赛，造成身体上的创伤，而且还会从心理上影响运动员的意志品质，甚至对该项目的运动兴趣造成影响，阻碍该项运动的长远发展。

创伤急救的处理原则为抢救生命，避免发生继发性创伤，防止伤口污染，减少痛苦，创造运送条件，尽快将患者搬运到附近的医疗机构，以便患者获得及时而妥善的治疗。救护中要遵循先抢后救、抢中有救，先救命、后治伤等灾害急救原则，急救人员在确保现场安全或将伤者转移到安全地带后，必须立即对伤者的伤情进行检查评估，这是事故现场急救的核心环节，要求在最短的时间内迅速对所有伤者进行检伤分类，正确做出伤情评估，以便优先抢救伤情重的伤者。

第一节　包扎止血

一、止血原则

对于急性大出血者，应及时有效地进行止血，可根据不同情况，应用指压、加压包扎、填塞或止血带等方法。对于绝大多数出血者，一般多用绷带加压包扎止血法，如有活动性大出血，可用止血钳夹住或缝线结扎。若以上方法均无效时，可使用止血带，注意止血带的结扎时间，防止组织坏死。如伤口表浅部位有异物，应取出来；如伤口是裂开的，应想办法将伤口对合拉拢，如有可能，应抬高出血部位，使其高过心脏，有利于止血。

二、常用止血措施

（一）指压止血法

该方法是用手指压迫损伤出血动脉的近心侧。常用的指压止血部位有以下几种。

（1）头面颈部出血，在伤侧耳前对着下颌关节处按压颞动脉。（图4-1）

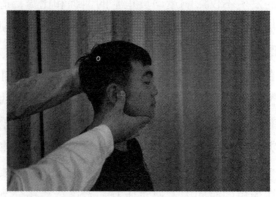

图4-1　头面颈部出血指压止血法

（2）手部出血，在伤侧腕部掌面尺、桡两侧压迫尺、桡动脉。（图4-2）

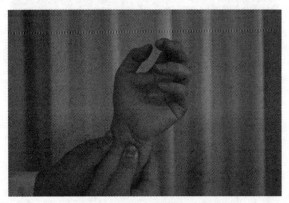

图4-2　手部出血指压止血法

（3）肩部、腋部出血，在伤侧锁骨上窝向下将锁骨下动脉压向第1肋骨。（图4-3）

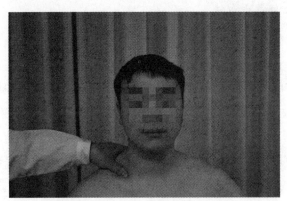

图4-3　肩部、腋部出血指压止血法

（4）上臂出血，在伤侧上臂内侧、肱二头肌内侧缘向肱骨压迫肱动脉。注意力度不可太大，防止局部缺血。

（5）大腿部出血，用两手拇指压迫伤侧腹股沟。

（6）小腿部出血，在腘窝部摸到腘动脉，将双手拇指放于髌骨，其余四指重叠按压腘动脉。

（7）足背出血，用拇指在足背胫前动脉及内踝与跟骨之间的胫后动脉压迫止血。（图4-4）

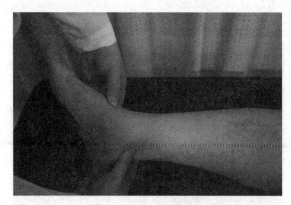

图4-4 足背出血指压止血法

（二）加压包扎止血法

用数层消毒纱布、干净毛巾或布块遮盖伤口，再用绷带加压包扎。

（三）止血带止血法

先在止血带处上一层软的敷料，如衣服、毛巾，以免止血带伤及皮下神经，然后将止血带适当延长，缠绕肢体两周，并打结，塞在橡胶管下固定，靠止血带的弹性压迫血管止血。此法常用于不能使用加压包扎或应用加压包扎无效者，用止血带控制四肢伤口出血，是最有效的临时止血方法。

止血带使用的注意事项：①皮肤与止血带之间应加一层软敷料，以免损伤皮肤。②上止血带松紧度要适宜，以能止住出血为度，扎松了不能止血，扎得过紧则损伤皮肤与神经。③四肢骨折的固定，上止血带的部位要尽可能靠近伤口，一般上肢出血扎在上臂的上1/3处（中1/3处容易损伤桡神经），下肢出血扎在大腿中、上1/3交界处。但在受伤肢体已无法挽救的情况下（需进行截肢者），止血带应尽量扎在伤口近心端靠近伤口处。④上止血带过久，容易引起肢体坏死，因此每隔40~50分钟应放松一次，每次放松2~3分钟。必须注意，放松止血带时要在伤口处加压，以防止血带放松后引起猛烈出血。⑤运送患者时，要有明显的标志，并注明上止血带与放松止血带的时间。

三、包扎原则

小出血的出血量较少，创面比较清洁，可采用碘伏消毒，若出血量较多，要采用压迫止血的方法，若小伤口比较深，出血量多，需清创缝合，不用包扎。

对严重损伤部位需进行及时妥善包扎，能达到压迫止血、减少感染、保护伤口、减轻疼痛及固定敷料和夹板的目的。要求包扎松紧要适度，过松容易滑脱，过紧阻碍肢体血液循环，动作要迅速、准确、轻柔、牢靠；打结要避开伤口和受压部位；骨折固定包扎要露出伤肢末端，以便观察血运情况，如包扎后伤肢远端出现皮肤苍白或麻木现象，表明包扎过紧，血液循环不佳，应松解后重新包扎；外层一旦被渗液浸湿，应及时更换。包扎常用的材料是绷带、三角巾、尼龙网套等，要根据伤情和部位的不同选择适当的包扎材料。包扎的原则是先盖后包，力度适中。先盖后包即先在伤口上盖上敷料（够大、够厚的棉织品衬垫），然后再用绷带、三角巾、尼龙网套等包扎。

四、包扎方法

（一）绷带包扎

使用各种类型的绷带进行包扎固定和保护受伤部位，常用的绷带包扎方法有以下几种。

1. 环形包扎法

用于肢体粗细变化不明显或圆柱形部位，如额部、胸部、手腕等，亦用于各种包扎起始时。

2. 螺旋形包扎法

用于肢体粗细变化较小的部位，如上臂、手指。从固定肢体的远心端开始先环形包扎两圈，再向近心端呈30°螺旋形环绕，每圈重叠前一圈的2/3，末端用胶布固定。在急救缺乏绷带暂时固定夹板时，每圈可不互相重叠掩盖，称蛇形包扎法。

3. 螺旋反折包扎法

用于肢体有明显粗细变化的部位，如前臂、小腿、大腿，如图4-5。

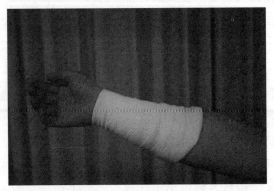

图4-5　螺旋反折包扎法

4. "8"字形包扎法

用于肩、肘、膝、踝等关节部位的包扎和锁骨骨折的固定，如图4-6。

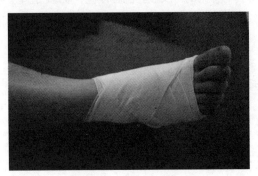

图4-6　"8"字形包扎法

（二）三角巾包扎

将方块布沿对角剪开，即可做成三角巾。常用的医用三角巾的尺寸有6 cm×36 cm×51 cm（45°、90°）和93 cm×93 cm×135 cm（45°、0°）。三角巾应用灵活，容易掌握，包扎面大，效果好。使用时要求边要固定，角要拉紧，中心伸展，敷料贴实。

（三）三角巾悬臂带

前臂屈曲用三角巾悬吊于胸前叫三角巾悬臂带，常用于前臂、腕部损伤。将三角巾放于健侧胸部，底边和躯干平行，上端越过肩部，顶角对着伤臂的肘部，伤臂弯成直角放在三角巾中部，下端绕过伤臂反折越过伤侧肩部，两端在颈后或侧方打结，再将顶角折回，用别针固定。应使手、肘关节略向上（小于90°），手腕不可下垂，露出指尖。

第二节　四肢骨折的固定

一、固定原则

由于四肢的活动度大，骨折后如不进行有效的固定及包扎处理，势必加重其损伤，因此，一旦确定存在四肢骨折，在转运伤者前，必须对骨折局部进行现场处理，以减少骨折断端的异常活动，防止伤肢的肌肉和神经血管发生继发性损伤。具体如下：

（1）固定骨折前，应首先完成基础生命支持（BLS）等必要措施。

（2）对外露的骨折端不应送回伤口，对畸形的伤肢也不必复位。

（3）固定范围应超过骨折端相邻的两个关节。

（4）固定时动作轻柔，牢固可靠，松紧适宜，皮肤与夹板之间尤其是骨突出处和空隙部位要垫适量的棉垫、衣服或毛巾等，以免局部受压引起皮肤坏死。

（5）包扎时应将指（趾）端外露，以便观察血液循环情况。

（6）外固定部位应便于随时拆开，以便迅速解除血液循环障碍。

（7）凡是疑似有脊柱、脊髓损伤者，必须固定后才能搬运，以免加重脊柱骨折的移位和脊髓损伤。

（8）现场抢救中，对于骨折或脱位以及较严重的软组织损伤的伤者，都需要用一定的材料或物品做可靠的临时固定。固定材料一般选择细带、棉垫、夹板等，也可采用木板、木棍、树枝、纸板、衣服及滑雪板、滑雪杖等代用品。如果现场无材料可选，可将伤肢固定于伤者躯干或健侧肢体上。

二、固定方法

（一）前臂骨折的现场急救固定

（1）有支撑物时，使前臂处于中立位，肘关节屈曲成直角，腕关节稍向背屈，掌心朝向胸部（即伤者拇指指向其鼻子），五指张开。固定范围由肘部到手掌，骨突部垫好棉花或软布，取宽窄合适的两块木板，如无木板用厚纸板或多层折叠的书报亦可，分别放在前臂掌侧与背侧，只有一块木板时放在背侧，并在手心放棉花等柔软物，让伤者握住，然后用布条或三角巾将上下两端固定，再屈肘90°，用布条或三角巾将前臂悬吊在胸前。

（2）无支撑物时，如现场找不到木板、纸板或书报等物品时，为了救急，可将伤臂用衣襟直接固定在躯干上。方法是利用伤者身穿的上衣，将伤臂屈曲贴于胸前，把手放在第三、四纽扣间的前衣襟内，再将伤侧衣襟向外翻，反折上提，托起前臂衣襟角系带，拉到健肢肩上，绕到伤肢肩前与上衣的衣襟打结。无衣襟角系带时可在衣襟角处剪一小孔，挂在第一、二纽扣上，再用腰带或三角巾经肘关节上方绕胸部一周打结固定。

（二）上臂骨折及肩关节脱臼的现场急救固定

将宽窄合适的两块木板分别置于上臂内外侧，如只有一块木板时则放在上臂外侧，用绷带或布条将上下两端扎牢固定，肘关节屈曲90°，前臂用布条或三角巾吊起，如无木板及其替代品，也可用宽布带或三角巾将上臂固定到胸壁上，屈肘90°，再用三角巾或布条将前臂吊于胸前。

（三）大腿骨折的现场急救固定

伤者仰卧，伤腿伸直，取两块长短不等的木板，长板放在外侧，由踝部到腋窝，短板放在内侧，由踝部至大腿根，膝关节及踝关节周围骨突处及间隙部位先垫好棉花或软布，用三角巾或布条将骨折上下两端先固定，再分别在腋下、腰部及膝、踝等处用三角巾或布条扎牢固定。同时，应脱去伤肢的鞋袜，以便随时观察血液循环情况。如果现场无法找到合适的固定器材时，可利用对侧健肢做固定，方法是用三角巾、绷带、腰带、布条等将两下肢捆扎在一起，两膝、两踝之间及空隙处垫上一些软性布料。

（四）小腿骨折的现场急救固定

取长短大致相等的两块木板，长度为由脚跟部到大腿中段，在骨突部先用棉花或布料加垫，再将木板分别放于小腿的内侧和外侧（只有一块木板则放在外侧），用三角巾或布条分别固定。如无木板，也可像大腿骨折一样采取双下肢固定在一起的方法。

第三节　脊柱损伤的搬运

一、搬运的概述

搬运是指把伤者经现场检伤施救后，根据不同的伤情和条件，因地制宜，采用正确的、合理的措施，迅速将其搬运或转送至救护站或医院，争取"黄金1小时"内使其得到专业治疗。搬运和转送途中应密切监测病情变化，并根据具体情况采取必要的急救措施以及及时通知接收医院。遇病情变化，如家属在场，在抢救的同时可将病情及预后告知其家属，使家属知情，避免发生不必要的纠纷。

二、脊柱损伤的救治原则

（1）凡是有脊柱损伤，在急救和搬运时都必须按照正确的脊柱损伤方式处理，避免因为搬运方法错误而进一步加重病情。

（2）注意防止休克和其他部位合并伤。

（3）开放性脊柱损伤者，应在保持其良好的体位下，及早进行清创术及脊髓减压术，手术前后注意营养的维持。

（4）高位截瘫患者要保持呼吸道通畅和防治并发症，行颅骨牵引，防治肺部感染及肺不张，必要时进行气管切开。

（5）闭合性脊柱损伤合并有脊髓受压时，应在手术条件具备的情况下及早进行手术复位和减压。

（6）加强恢复期功能锻炼，有计划、有步骤地使用具有功能的肌肉和关节，早日开始功能锻炼，促进恢复。

三、脊柱损伤者的搬运方式

（1）将担架及其替代物用棉被或毛毡垫好，将伤者放在担架上，并盖被保暖。

（2）若伤者神志不清，需用宽带将其固定于担架上。

（3）如有脊柱骨折发生，将伤者放入担架，需3～4人用手臂同时平托移动，不能使其躯干发生扭曲；在搬动颈椎损伤的伤者时，要有专人托扶其头颈部，沿躯干纵轴方向略加牵引，并使头部随躯干一同移动，严禁随意搬动头部。

四、常用搬运设备

转送脊柱损伤者，最好选用特制的担架（脊柱固定板），如果现场没有这种特制担架，可用床板或门板等临时替代。由于冰雪运动损伤种类各不相同、转运距离远近不一、地区路况各有差异以及伤者病情的千变万化，转运方式的选择各有不同。目前常用的转运方式为空运和路运，具体的转运工具有担架、救护拖船、雪地摩托车、专业救护车、直升机等。在中级以上雪道发生的意外伤害事故，若救护车不能抵达现场或不满足直升机起降条件，通常由雪地摩托车配合救护拖船将伤者运到救护车或直升机停靠所在地，再由救护车或直升机实施远距离转运。

第四节　心肺复苏与AED使用

一、心肺复苏原则

在体育运动中，由于各种原因可能造成伤病员发生心搏骤停的意外状况。一般情况下，心搏骤停后，循环也立即终结。在常温情况下，意识突然丧失、颈动脉搏动消失、呼吸停止即可诊断为心搏骤停。心搏骤停3秒发生头晕，10～20秒发生昏迷，30～40秒出现瞳孔散大，停止1分钟后出现大小便失禁，停止4～6分钟脑细胞即发生严重损害，甚至不能恢复。因此，要求心搏骤停发生后，现场（医院外）立即进行心肺复苏（CPR），尽早建立BLS，保证重要脏器（心、脑）的基本血氧供应，直到建立高级生命支持（ACLS）或呼吸、心跳恢复正常。

CPR是针对心搏骤停患者所采取的关键抢救措施，包括采用心脏胸外按压形成暂时的人工循环、采用人工呼吸代替自主呼吸、使用快速电除颤转复心室颤动、尽早使用血管活性药物来重新恢复自主循环。

CPR的目的是开放气道、重建呼吸和循环。心搏骤停一旦发生，需立刻在现场进行CPR，开始越早，存活率越高。在一般情况下，心搏骤停4分钟内，即脑组织缺氧4分钟内进行CPR，有可能恢复其原有功能；心搏骤停后4～6分钟进行CPR，约有10%可以存活；超过6分钟进行CPR者存活率仅为4%；超过10分钟才开始进行CPR者，易造成脑组织长久性损伤，甚至导致死亡。

二、心肺复苏操作流程

（一）心搏骤停的识别

首先，判断患者有无意识，可轻轻拍打、摇动或呼唤。呼救或拨打急救电话——120。然后，判断有无脉搏，检查颈动脉，在5秒内完成，手要轻试，不能加压。如无搏动，应立即开始CPR。

（二）胸外心脏按压

如果患者心搏骤停，急救者应先进行胸外心脏按压急救。将患者放置于硬板床或平地上，呈仰卧位，以确保按压时患者无摇动。急救者跪于患者一侧（一般为右侧），按压部位为胸骨中线中下1/3交界处，即两乳头连线与胸骨中线交叉处。

急救者一个手掌根部放于按压部位，另一手掌根部叠放其上，两手手指交叉抬起，使手指脱离胸壁，只需掌根按压即可。急救者双肘关节伸直，肩部和手掌必须保持垂直位，借助肩部力量有节律地垂直向下压。按压至适当幅度（一般成人为5～6 cm）后即开始抬手松弛。抬手时掌根部不能离开胸壁。

成人按压速率为100～120次/分。

（三）开放气道

患者仰卧位，松开其颈、胸部衣扣和腰部皮带，使呼吸不至于受阻。如为失去意识的患者，则应利用仰头抬颏法通畅呼吸道，疑有颈椎损伤患者，应改为双手托颌法。如患者口腔内有异物，应先将其头偏向一侧，用手指清除其腔内的异物，必要时将舌拉出口外，以免舌根后坠阻塞呼吸道，保持其呼吸道通畅。

（四）人工呼吸

呼吸是人生命存在的征象。当发生意外伤害，呼吸困难停止时，如不及时进行急救，可很快发生死亡。人工呼吸就是用人为的力量来帮助患者进行呼吸，最后使其恢复自主呼吸的一种急救方法。

急救者站（跪）一侧，将患者头部尽量后仰，然后一手托起其下颏，开放气道，另一手捏紧其鼻孔以免漏气，快速深吸气后，用口完全包住患者的口，迅速向患者口中吹气，持续1秒，应见患者胸腔起伏，吹气次数为10～12次/分，重复进行，直到患者恢复自主呼吸。

注意：急救者先为患者做心脏胸外按压30次，再进行口对口人工呼吸2次。完成一轮按压和通气后，检查复苏效果，即检查颈动脉搏动及有无主动呼吸。心脏胸外按压与口对口人工呼吸的比例为30∶2。

三、AED的使用

（一）AED 介绍与使用原则

AED，即自动体外除颤器，目前在各种公共场合中广泛应用，大大方便了非专业急救医务人员的操作，为抢救争取了宝贵的时间。

心室颤动是成人心搏骤停最初发生的较常见的病情，AED除颤常用于发生心搏骤停的符合心肺复苏原则的患者，是终止心室颤动的最有效方法，如果能在意识丧失后3～5分钟立即实施CPR及AED除颤，患者的存活率是很高的。

（二）AED 的使用步骤

1. 接通电源

当取得AED后，将AED平稳放置在患者身边靠近头部侧，打开AED的盖子，将两个电极板插头插入AED主机插孔，并开启电源，待听到机器发出待命指令时，即可开始准备下一步的安放工作。需注意在准备AED就位的同时，要持续行CPR。

2. 安放电极片

解开患者衣物，并保证患者胸部干燥无遮挡，贴电极片，使电极片充分接触皮肤即可，将两块电极片分别贴在患者左侧乳头外侧（心尖部）和胸骨右缘锁骨下方（心底部）胸部上。注意：若患者胸部不干燥，如患者为溺水者，应擦干胸部，再贴电极片；若胸部皮肤有遮挡，如患者胸前毛发较多，需使用剃刀剃除毛发（紧急情况可忽略此操作）；女性患者应先脱去内衣再使用AED。

3. 开始除颤

按照语音提示操作AED，等待AED分析心律，分析心律时避免接触患者，因易导致分析不准确。分析完毕，AED将会发出是否进行除颤的建议，提醒并确认所有人均没有接触患者后，按下"放电"键进行除颤。

4. 特别提示

8岁以上患者选用成人电极片；8岁以下儿童，优先选用小儿电极片，若没有小儿电极片，应选择AED上的"小儿模式"；若患者装有心脏起搏器，电极片应距起搏器至少2.5 cm。

第五章　运动损伤防治与康复常用技术和方法

第一节　药物治疗

一、常用口服药

（一）非甾体抗炎药

非甾体抗炎药（NSAIDs）是治疗急性运动损伤的常用药物，具有抗炎、镇痛和解热作用。这些药物可以治疗各种关节炎的僵硬、疼痛、肿胀及积液，但只能减轻疾病的症状，不能改变疾病的自然病程和性质，故属于症状性治疗。常见的药物有阿司匹林、双氯芬酸钠、吲哚美辛、塞来昔布等。

阿司匹林可以镇痛、抗风湿和抑制血小板凝集等，有预防软骨软化的作用，可用于因发炎引起的关节疼痛，当前还未被归类为兴奋剂，是缓解运动员运动损伤引起的局部疼痛的常用药物。阿司匹林最常见的副作用是胃肠道反应，长期服用可能引起胃溃疡、凝血机制障碍、过敏反应（荨麻疹、过敏性休克及哮喘）及水杨酸反应（头痛、眩晕、耳鸣、视力减退、恶心、呕吐等）。吲哚美辛对肝肾、胃肠副作用较大。双氯芬酸钠及塞来昔布都具有较好的止痛效果，肝肾、胃肠副作用较吲哚美辛小。为预防胃肠道反应，可以联合胃黏膜保护剂（如米索前列醇）或质子泵抑制剂（PPIs）。

目前主流观点认为NSAIDs适合大多数运动员在早期炎症中使用，症状缓解后应尽快停止用药，减少胃肠道反应等副作用。NSAIDs可能对治疗神经和软组织撞击、关节炎和腱鞘炎有用，韧带和关节扭伤、骨关节炎及其他关节退行性疾病应根据临床表现而定，在治疗肌肉拉伤时建议谨慎使用，一般不适用于单独的慢性肌腱病或骨折。

（二）抗菌药物

运动员能使用的抗菌药物可根据结构分为β-内酰胺类抗生素、大环内酯类抗生素、喹诺酮类抗菌药等。在冰雪运动损伤中骨折相关的损伤约有4.3%，在北欧两项中高达10.3%。对于开放性骨折，由于骨与深部软组织的暴露，感染风险较高，因此预防性使用抗生素，可以使患者尽早重返赛场。

开放性骨折推荐使用的抗菌药物见表5-1。

表5-1　开放性骨折推荐使用的抗菌药物

开放性骨折类型	抗菌谱覆盖范围	推荐使用的抗菌药物
Ⅰ型与Ⅱ型	革兰氏阳性菌	第一代头孢菌素（如头孢唑林），β-内酰胺类抗生素过敏者选用克林霉素
	革兰氏阳性菌及革兰氏阴性菌	第一代头孢菌素（β-内酰胺类抗生素过敏者选用克林霉素）联合氨基糖苷类抗生素（喹诺酮类抗菌药可作为革兰氏阴性菌备选方案）
Ⅲ型	革兰氏阳性菌及革兰氏阴性菌	第一代头孢菌素（β-内酰胺类抗生素过敏者选用克林霉素）联合氨基糖苷类抗生素（庆大霉素、喹诺酮类抗菌药可作为革兰氏阴性菌备选方案）；第三代头孢菌素（头孢曲松或哌拉西林/三唑巴坦）
其他（潜在大便、梭状芽孢杆菌污染或血管损伤）	同时覆盖厌氧菌	Ⅲ型的方案（如头孢唑林/庆大霉素）联合青霉素或甲硝唑

抗菌药物的不良反应：氟喹诺酮类抗菌药、大环内酯类抗生素（如阿奇霉素、克拉霉素）会延长QT间期，减缓心率。使用氟喹诺酮类抗菌药可能出现肌腱病变。

二、常用注射药物

（一）肾上腺皮质激素

常用的肾上腺皮质激素有醋酸氢化可的松和泼尼松龙，一般都采用与1%～2%普鲁卡因混合的混合液局部注射。用量视伤病种类及部位而定。与普鲁卡因合用的目的除可局解镇痛外，还可用于鉴别诊断及确定注射点是否正确，若属正确，则注射以后压痛及活动痛消失，否则应重新诊断并改点注射。

准确的注射方法对疗效有很大意义。注射前应仔细摸清压痛点。消毒患者伤部皮肤及检查者左手拇指，然后检查者以左手拇指按住压痛点，再连同皮肤向后或侧边移，使针沿左手拇指尖端相当于压痛处刺入（若属腱鞘炎只刺入腱鞘，勿刺伤肌腱本身），在患者感到疼痛后再将药注入。

从肾上腺皮质激素对不同伤病的疗效而言，其对肘内侧韧带损伤、创伤性腱鞘炎、上下肢及腰腹部肌肉拉伤、创伤性滑囊炎及肩袖损伤的效果最好，痊愈率较高；对脊椎棘突骨膜炎、髌骨软骨病、踝韧带损伤的效果较差，只能减轻症状，不易痊愈，脊椎小关节损伤由于位置较深不易注射准确，效果最差。

（二）玻璃酸钠

玻璃酸钠存在于关节滑膜、滑液中，是关节软骨基质的重要成分。关节内注入外源性的高分子量玻璃酸钠有防止关节软骨破坏的作用，对损伤的关节软骨有促进愈合及修复的作用，同时有缓解疼痛的作用。玻璃酸钠适用于关节疾病，如滑膜炎、骨性关节炎、创伤性关节炎、髌骨软骨软化症、类风湿性关节炎、肩关节周围炎。注射时一定要使药液进入关节腔，如未注入，则无效果。急性和慢性化脓性关节炎、关节结核和出血性疾患（如血友病）不宜使用玻璃酸钠。

（三）局部麻醉药

局部麻醉药（简称局麻药）是一种通过传导阻滞、中断神经活动来减轻运动员受伤所导致疼痛的药物，通常注射于皮下、关节内、肌肉内，以暂时缓解疼痛，使运动员迅速回到比赛现场。运动员能使用的局麻药为利多卡因和罗哌卡因。利多卡因适用于局部浸润麻醉，副作用有过敏反应和中枢抑制；罗哌卡因可用于浸润麻醉和局部封闭，副作用有血压下降、心动过缓、肌肉震颤。

对于运动员局麻药的使用，应当评估其风险及收益。对于肌腱、软骨等部位，局部注射局麻药可能导致组织变性，甚至断裂。此外，承重关节（如膝关节、踝关节）不建议使用局麻药，疼痛和本体感觉的丧失对关节不利，易加大关节损伤的风险。

三、中药治疗

中药治疗是运动损伤治疗方法中重要的方法之一，一般分为内、外治法两大类，应用时必须以中医理论为基础。

（一）内治法

以分期辨证论治为准，一般分成初期、中期、后期三期进行辨证论治。初期常以活血化瘀、消肿止痛为主，如桃红四物汤、血府逐瘀汤等；中期常以和营止痛、舒筋活络为主，如和营止痛汤、舒筋活血汤等；后期常以补气益血、补益肝肾、温经通络为主，如四君子汤、六味地黄丸、阳和汤等。

（二）外治法

将药物制成一定的剂型放置于体表或损伤部位，通过皮肤渗透吸收发挥作用，达到治疗的目的。常见的剂型有粉剂、水剂、膏剂等，多用敷贴、外擦、熏洗湿敷和热熨等方式施治。

1. 敷贴

常见的剂型是药膏、膏药和药粉等。

（1）药膏，又称敷药或软膏，其种类很多。对于损伤初期出现的红肿疼痛，治宜消瘀退肿止痛，可选用一号新伤药、定痛膏等；对于损伤中期肿胀疼痛缓解的患者，治宜舒筋活络，可选用一号旧伤药、舒筋活络膏、活血散等；对于损伤日久，又复感风寒湿邪患者，治宜温经活络，可选用四号旧伤药、温经通络膏等。

（2）膏药，是以植物油和铅丹等为基质炼制后，经去火毒，再烊化，掺入复方药粉拌匀，摊在皮纸或布上备用。伤科用膏药大致有如下几类：治疗损伤类，适用于损伤中后期者的有伤科止痛膏（图5-1）、坚骨壮筋膏、活络膏；适用于风湿者的有狗皮膏、伤湿宝珍膏等；适用于损伤与风湿兼有者的有万灵膏、损伤风湿膏等；适用于旧伤气血凝滞、筋膜粘连者的有化坚膏、乳香膏等。

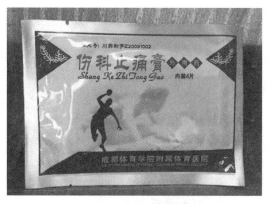

图5-1　伤科止痛膏

（3）药粉，是将药物打成细粉，与水、酒、蜂蜜等介质调和成糊状膏体，摊于纱布或者敷贴上，外用于患处。其优点在于便于携带，可以根据患者的病情辨证论治加减药物成分，如成都体育学院附属体育医院（以下简称我院）特制郑氏新伤肿痛散（图5-2），由血竭、黄柏、延胡索等8味中药研磨成粉，具有活血、消肿、止痛效果，用于损伤初期局部肿胀、疼痛；消瘀生肌散（图5-3），由续断、儿茶、羌活、独活等药粉组成，具有壮骨、强筋、生肌作用，用于损伤后期局部疼痛、酸软无力、微肿；棱术散，由三棱、莪术、海藻、鸡血藤等组成，具有散结、化瘀软坚作用，用于骨折、软组织损伤后期，以及局部硬结、疼痛和关节僵硬、屈伸不利。

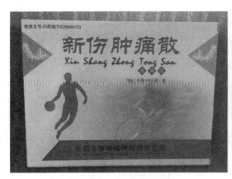

图5-2 新伤肿痛散

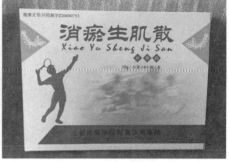

图5-3 消瘀生肌散

2. 外擦

外擦是将药物涂擦于伤处或配合推拿手法使用，或在热敷、熏洗后做自我按摩时使用的方法。外擦药常见的剂型有酒剂、油剂、油膏等。

（1）酒剂，具有活血镇痛、舒筋活络、祛风祛寒的功效。常用的有舒活酒（图5-4）、正骨水等。

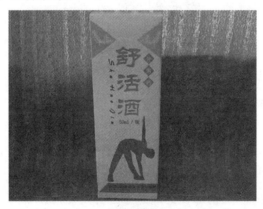

图5-4 舒活酒

（2）油膏、油剂，是用香油把药物熬煎去渣后制成，或再加黄蜡、白蜡炼制而成，具有温经通络、消散瘀血的作用，常用的有万花油等。

3. 熏洗湿敷

熏洗湿敷是将药物置于锅或盆中煮沸后熏洗患处，即先用热气熏蒸患处，待水温稍低后用药水浸洗患处的方法。

（1）热敷熏洗药，具有活血止痛、舒筋活络、滑利关节等功效，主要用于运动软组织损伤功能恢复期。如我院特色制剂一号熏洗药，具有活血化瘀、解痉止痛疗效，用于陈旧性损伤局部冷痛、酸痛、肌肉萎缩、骨折、脱位后关节功能受限等；三号熏洗药，具有活血通经、软坚散结、祛瘀、解痉疗效，用于陈旧性损伤，局部肿胀发硬，关节功能受限，骨化性肌炎，骨折、脱位、软组织损伤后遗症。

（2）湿敷洗涤药，将药物制成水溶液，对创伤溃破伤口湿敷洗涤。常用的有黄甘液、黄连解毒汤等。

1. 热熨

热熨是一种热疗法，中药热熨后具有行气活血、舒筋活络等功效，适用于熏洗不便之处，并且新伤、旧伤均可应用。可将盐、姜、葱炒热，布包熨患处；或随证配方，将药装入布袋，经蒸热或加热后热熨患处，如正骨烫药；或采用成药，如坎离砂等；也可用药末、药汁与化学制热剂混合装入袋中，用时搓动药袋，热熨于患处。

第二节　针灸治疗

一、治疗操作方法

1. 经常采用的针刺穴位循经取穴和阿是穴

（1）循经取穴。首先根据受伤部位属于何经后在受伤部位周围针刺大穴2～3针，然后再循本经远端部位针刺大穴，加刺本经井穴效果更佳，以达到通经活络的目的。

（2）阿是穴。受伤部位的痛点中心为阿是穴，如肩袖损伤，痛点在肩峰部位，其阿是穴约在肩髃穴的位置。肩髃穴是手阳明大肠经穴，远端穴位应刺本经的曲池穴、合谷穴或加刺本经井穴、商阳穴；如阿是穴是肩髎穴，肩髎穴是手少阳三焦经穴，远端穴位应刺本经外关穴，或加刺本经"井穴""关冲穴"（其他各伤以此类推）。

2. 针刺配合电针治疗仪和红外线理疗灯

为了提高针刺疗效，一般都配合电针治疗仪和红外线理疗灯（图5-5）。其操作方法如下：

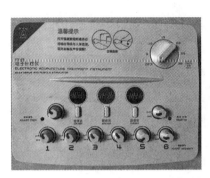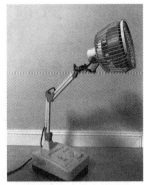

图5-5　电针治疗仪（左）和红外线理疗灯（右）

（1）按针刺正常操作规程，施行针刺后，一般情况下留针20～30分钟。要求每针都应该出现针灸正常感觉，如酸、麻、胀或似触电等感觉，应该使患者感觉舒服，绝不能使患者有痛苦的疼痛感，不然会影响治疗效果。

（2）施针完成后，在阿是穴和本经远端穴位接通电针治疗仪，阿是穴接正极，远端穴位接负极，接好后电针治疗仪开始工作。根据治疗仪的波形，开始用可调波，次用疏密波，后用断续波、锯齿波等，以此类推。每个波型大约5分钟，应用电波的强度应以患者感觉舒服为限，治疗仪工作时间与留针时间相等。

（3）在留针部位配合用红外线理疗灯照射。时间与留针时间相等，照射强度以患者感觉舒服为最好。

（4）根据病情和患者感觉，可决定每天治疗1次或隔日治疗1次。一般情况2周为1个疗程。休息1周后，可继续做第2个疗程。

二、几种常见的慢性运动创伤的治疗

1. 下腰痛

本病有显著自觉症状，不同损伤部位可出现不同的痛点，有的病例还伴有单侧坐骨神经痛，疼痛多向臀部、大腿后侧、小腿外侧放射，脊柱扭转时痛感加重。

（1）治疗取穴。主穴：阿是、命门、肾俞、志室、上髎、次髎、中髎、下髎穴。配穴：秩边、环跳、承扶、殷门、委中、阳陵泉、阴陵泉、昆仑、绝骨、窍阴、至阴穴（但具体应用时要根据病情轻重，痛点部位属于何经，重点选择配穴，不一定每次把所有穴位都用上）。

（2）针刺方法。根据针刺一般常规及操作规程进行针刺，施针完成后留针30~40分钟，用红外线理疗灯照射。电针治疗仪工作时间、红外线理疗灯照射时间都与留针时间相等，红外线理疗灯照射以能烤出汗疗效最好。

（3）针感。针感好坏与疗效成正比，万不可疏忽。医生应尽最大努力，耐心细致地以精练的技术施行针刺，一定做到使患者有舒服的酸、麻、胀、触电等感觉。电针治疗仪的电流感，应使患者有舒服放松的感觉，红外线的热度以患者能忍受为最适宜。

2. 腰背肌肉筋膜炎

腰背肌肉筋膜炎属慢性运动损伤，各种运动项目运动员均有出现。主要原因是运动员过多地或超重地反复练习腰背动作，多次慢性损伤所致。

（1）治疗取穴。主穴：大面积疼痛区，可多针刺阿是穴，从上至下由痛点开始每寸[①]一针，到不痛处为止。

（2）针刺方法和针感同前。

3. 肌肉拉伤

运动员大腿肌肉、臀部肌肉、小腿后侧肌肉拉伤多见。这种大面积肌肉拉伤对训练和比赛的影响很大，拉伤若治疗不当，或反复拉伤，容易形成瘢痕，直接影响训练和比赛。

（1）治疗取穴。主穴：大面积拉伤部位在周围压痛点刺4~6针。配穴：根据阿是穴的本经远端大穴刺1~2针，如大腿前侧拉伤，可针刺足阳明胃经的足三里和少阳胆经的阳陵泉，如能再针刺井穴、厉兑，效果更佳。

（2）针刺方法和针感同前。

4. 膝关节损伤

针灸治疗对膝外侧疼痛综合征、伸膝腱膜纤维炎、脂肪垫炎、慢性滑膜炎、髌骨末端病、髌骨软化症疗效较好。

---

① 寸：指同身寸，患者大拇指横距为1寸。

（1）治疗取穴。主穴：阿是穴，膝关节周围压痛点刺4～6针。配穴：足三里、阳陵泉、阴陵泉。

（2）针刺方法和针感同前。

第三节　手法治疗

手法治疗作为祖国医学的重要组成部分，传承至今，仍被视为临床上常用的治疗方法之一。祖国医学认为，手法作用于体表，刺激相关穴位，引起局部经络反应，进而通过经络系统影响其所属脏腑、组织的功能活动，使百脉疏通、五脏安和、四肢百骸得养而健。大量临床研究证实，手法治疗具有调节神经系统功能，增进全身血液、淋巴循环，利于乳酸排出，可使肌肉放松，缓解疼痛，促进创伤修复，利于ATP合成等作用，此外，手法治疗还可用于正骨复位。

一、基本方法

在运动医学中，医生应用手法治疗必须熟练掌握且施用各种常用手法。常用的手法如下。

1. 抚摸

医生五指自然分开并伸直，用手掌或指腹贴放于患者皮肤上，轻轻地做来回直线或圆形或螺旋形的轻缓抚摸运动，以每分钟100次左右为宜。（图5-6）

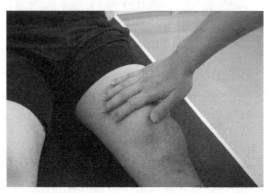

图5-6　抚摸

2. 揉

医生全掌、掌根或指腹紧贴于患者皮肤上，做直线来回或圆形回旋的揉动。可用单手或重叠双手操作。根据使用部位的不同，可分为掌揉法和指揉法，用力均匀，动作协调，速度不宜过快，一般每分钟60～100次。（图5-7）

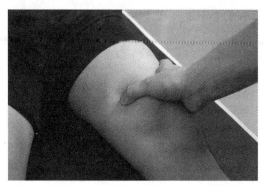

图5-7　揉

3. 捏

医生手掌自然分开，四指并拢，拇指外展和四指成钳形，对合用力挤按患者肢体肌肉或其他组织，间断或不间断用力。可循肢体纵轴方向运动或固定在一处操作。频率一般为每分钟50～60次。（图5-8）

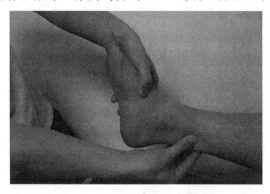

图5-8　捏

4. 揉捏

揉捏是揉法和捏法的协同动作，其手法是医生四指并拢，拇指外展，手成钳形，将大小鱼际、掌根及各指指腹紧贴患者皮肤上，拇指和四指一起用力做揉和捏的动作，或拇指多做揉的动作，四指多做捏的动作。不移动或做直线向前的运动，在移动到一定距离后，手掌不离开皮肤迅速返回，如此反复进行。（图5-9）

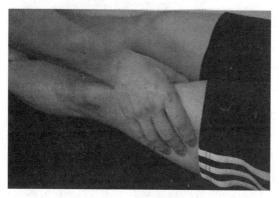

图5-9　揉捏

5. 搓

医生两手自然伸直，五指并拢，两手夹住患者肢体对称部位，相向用力，方向相反，来回搓动患者肌肉或（和）肢体，并往返来回运动。搓法操作必须双手进行，双手对向移动距离短、频率快，每分钟可为150～200次。（图5-10）

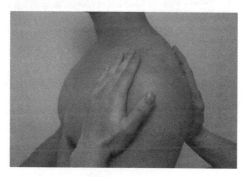

图5-10　搓

6. 摩擦

医生手掌自然伸开，五指伸直并拢，全掌紧贴患者皮肤上，做直线或回旋形的摩擦；也可用拇指指腹操作。频率一般为每分钟120次左右。（图5-11）

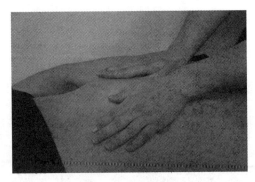

图5-11　摩擦

7. 推压

医生手掌自然伸开，四指并拢，拇指外展，以掌根和小鱼际紧贴于患者皮肤上，做直线向前的单向推压动作；也可以单用拇指做单纯的推动。（图5-12）

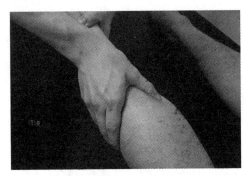

图5-12　推压

8. 摇晃

医生一手握患者关节近端，另一手握关节远端肢体，使关节远端做被动的回旋转动或外展内收或（和）屈伸运动。摇晃是关节被动运动的一种手法。

9. 抖动

医生用手握住患者肢体远端，在向远端拉伸的基础上，将肢体用力做连续小幅度的上下或左右的颤动。施行抖动操作时，患者被抖动的关节及其上下肌肉充分放松。医生用巧劲而不用拙力。抖动时幅度小，频率快。抖动幅度逐渐增加，且不使其有难受的感觉。频率一般为每分钟120次左右。（图5-13）

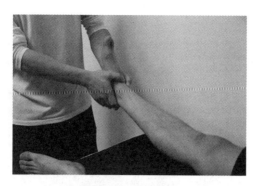

图5-13　抖动

10. 提弹

根据部位的不同，医生用拇指、食指、中指三指或拇指与其余四指，将患者肌肉或肌腱提起，然后在放开时用手指弹动肌肉或肌腱。（图5-14）

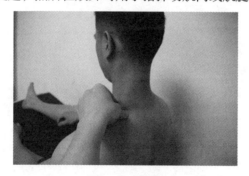

图5-14　提弹

11. 振动

医生一手掌贴于患者皮肤上，另一手握空拳有节奏地击打置于皮肤上的手背。（图5-15）

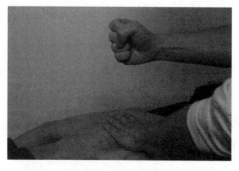

图5-15　振动

12. 叩击

医生用手指指腹、指尖和握空拳，双手交替或单手击打患者身体。
（图5-16）

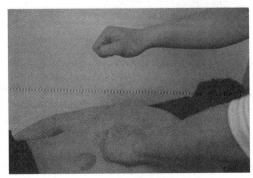

图 5-16　叩击

13. 按压

医生用掌根或掌心紧紧贴在患者皮肤上，用较大的力量向下按压，单手或双手重叠操作。（图5-17）

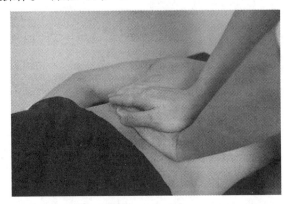

图 5-17　按压

14. 滚法

医生用手背近小指侧或小指、环指、中指的掌指关节突起部和小鱼际贴于治疗部位上，掌指关节略为屈曲，通过腕关节屈伸及前臂旋转的协同动作产生轻重交替、持续不断的力作用于治疗部位。手背滚动幅度控制在120°左右，即腕关节屈曲时向外滚动约80°，腕关节伸直时向内滚动约40°。掌背的远小指侧部位是手法操作的主要着力点，应紧贴于治疗部位

上，不宜跳动。手法操作时，压力须均匀，动作需协调且有节律，一般每分钟120次左右。（图5-18）

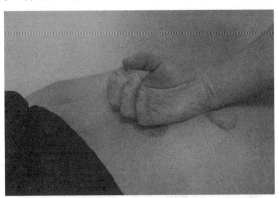

图5-18 滚法

15. 拨法

医生拇指或四指指端按于患者一定部位或穴位上，对肌束做横向拨动，一拨一放，每遍可拨动10次左右。

16. 扳法

扳法是医生用双手做相反方向或同一方向扳动患者肢体的方法，是关节被动运动的一种手法。两手或两人配合进行，一手（或一人）扶握固定关节近端，另一手（或另一人）扳动关节远端肢体，做适当幅度的单一屈曲、伸展、旋转、内收或外展等活动，并常在关节活动到一定程度后，施加一个短促的、沿原运动方向顺势施加一个寸劲。常用于颈、胸、腰、背部。（图5-19）

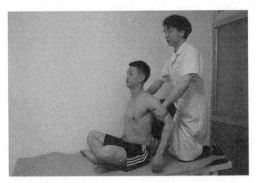

图5-19 扳法

17. 拉法

医生固定患者肢体或关节的近端，牵拉肢体远端的方法，称为拉法，又称拔伸。（图5-20）

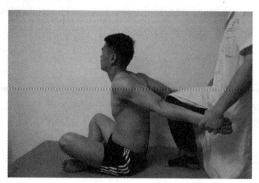

图5-20　拉法

二、临床应用

手法在运动医学中的适用范围极广，如运动训练和比赛前后，以及运动伤病的防治等。现举常用临床应用如下。

（1）运动训练和比赛前运用手法，可使身体适应运动的需要，提高身体的兴奋性，使身体进入良好的训练和比赛状态，同时也有预防运动伤病的意义。

（2）运动训练和比赛后，待运动员心跳、呼吸次数已有下降，已能卧倒时即可应用手法，使身体疲乏感、肌肉酸胀感很快得到消减，同时调节全身功能，帮助排除由于运动训练、比赛而产生的废物。

（3）运动伤病，扭伤、肌肉拉伤、筋膜炎、腰椎间盘突出症、肌肉劳损等运动损伤都可以使用手法治疗。

第四节　物理因子治疗

物理因子治疗包括电疗、磁疗法、冷疗法、热疗法、超声波疗法等，是运动创伤康复的重要辅助手段之一。物理因子治疗在各种创伤治疗和康复中具有重要的地位，是急性或慢性颈、肩、腰、腿痛及软组织损伤的重要疗法。

一、电疗法

（一）直流电疗法

直流电疗法是用低电压直流电治疗疾病的方法，此法能改善局部组织血液循环、营养、代谢和含水量，具有消炎、刺激组织再生、促进溃疡愈合、软化瘢痕等作用，能提高组织兴奋性。直流电疗法可用于骨折、骨折延迟愈合、周围神经损伤、神经痛、神经炎、术后瘢痕粘连等。有急性湿疹、急性化脓性炎症、恶病质、高热、心力衰竭及出血倾向者禁用。

（二）直流电离子导入疗法

直流电离子导入疗法是在直流电场作用下，使药物离子从皮肤黏膜进入体内治疗疾病的方法。常用的药物有醋酸氢化可的松，有消炎、抗过敏、抑制免疫反应等作用，适用于多种软组织损伤，禁忌证同直流电疗法。

（三）低频脉冲电疗法

应用频率小于1 000 Hz的脉冲电流治疗疾病的方法，称为低频脉冲电疗法，分为训制型和非调制型两类，频率可调。低频脉冲电疗法主要的生理作用与治疗作用有：①兴奋神经和肌肉组织。②促进局部组织的血液循环和淋巴循环，改善组织营养和代谢。③降低感觉神经末梢的兴奋性，有较好的镇痛、镇静作用。④对非特异性炎症具有消炎作用等。

（四）中频电疗法

应用频率为1 000～100 000 Hz的正弦交流电治疗疾病的方法，称为中频电疗法。对大部分软组织扭挫伤有较好的改善血液循环、消炎镇痛的功效。调制中频脉冲电疗法具有电流按摩作用，能产生间断地挤压揉捏肌肉作用及按摩叩击作用，可增强解痉、镇痛效果。

（五）高频电疗法

应用频率高于100 000 Hz的振荡电流及其所形成的电磁场治疗疾病的方

法，称为高频电疗法。一是产生热效应，可使深部组织充血，改善血液循环和淋巴循环，增强新陈代谢，减低中枢神经系统和周围神经系统的兴奋性，增强白细胞吞噬功能和酶的活性；二是改变部分组织的理化特征而影响机体的非热效应，有明显增强白细胞吞噬功能、控制急性炎症过程的作用。

二、磁疗法

利用磁场作用于人体患部或经络穴位来治疗疾病的一种方法，称为磁疗法。主要治疗作用有镇痛、镇静、消炎、消肿、改善局部血液循环、提高机体非特异性免疫力、增强吞噬细胞的吞噬能力、降低血压血脂，此外，对皮肤浅表毛细血管瘤及乳腺小叶增生也有治疗作用。常用的磁疗法有贴敷疗法、旋磁治疗、震动磁疗法、磁针治疗和磁贴片疗法等。常用于软组织损伤、血肿、肋软骨炎、神经痛、肌纤维组织炎、腱鞘囊肿、肩周炎、肱骨外上髁炎等的治疗。

三、冷疗法

利用寒冷刺激人体皮肤黏膜，引起局部组织温度的改变来治疗疾病的方法，称为冷疗法。冷疗法具有镇痛、缓解痉挛及防止水肿的作用。冷敷是应用较广泛的冷疗法，在应急处置中它是效果最为明显的手段。一般每次20分钟，必要时可间隔1小时再次冷敷。

四、热疗法

热疗法可使胶原纤维延伸，增加血流量和代谢率，缓解炎症反应，改善关节僵硬、肌肉挛；热疗法对肌梭也有影响，局部组织的升温可直接降低肌梭的兴奋性，而皮肤浅表温度升高可间接降低肌梭的兴奋性；热疗法还能直接或间接地提高阈值而发挥镇痛作用。浅表热疗法有湿热敷疗法、石蜡疗法、蒸汽疗法、坎离砂疗法、可见光疗法和红外线疗法等。深部热疗法有超短波疗法、微波疗法等。

（一）红外线疗法

红外线疗法是指应用光谱中波长为760 nm至400 μm的辐射线照射人体来治疗疾病的方法。红外线的治疗作用主要有：①促进血液循环。②消炎。③解痉镇痛。④促进组织再生，促进粘连吸收，增进关节活动。⑤使排汗增多、体温升高、呼吸加快、氧化代谢加强、血管反射性扩张。红外线疗法适用于扭伤、肌肉劳损、周围神经损伤、骨折、腱鞘炎、滑囊炎及术后粘连等亚急性或慢性运动创伤。

（二）石蜡疗法

石蜡疗法是利用加温后的石蜡作为导热体，涂敷于伤部以达到治疗目的。石蜡疗法使小血管扩张，促进血液和淋巴循环，有利于消肿；促进细胞的通透性，提高新陈代谢作用，可激活再生和修复过程；有较明显的镇痛和解痉作用；促进渗出液的吸收，并能防止组织中的血液与淋巴液的渗出。注意事项：在液蜡中，不能混有水分，因其导热系数大，易引起烫伤。有出血倾向者禁用此法。

五、超声波疗法

应用频率大于20 000 Hz的机械振动波作用于人体以达到治疗目的的方法，称为超声波疗法。超声波疗法具有机械作用、温热作用和理化作用，适用于多种软组织损伤及纤维组织粘连挛缩，如腕管综合征、瘢痕、急性腰扭伤、肩周炎、肱骨外上髁炎、腰椎间盘突出症、颈椎病、断肢再植后、扭挫伤、周围神经痛、神经炎等。

第五节　手术治疗

大多数运动软组织损伤经过保守治疗都能自愈。手术治疗运动软组织损伤主要用于肌腱、韧带的断裂及软骨盘神经血管的损伤等。在临床上要严格掌握运动软组织损伤的手术适应证，现将其介绍如下。

（1）肌肉、肌腱、韧带的完全断裂伤。对于单纯肌纤维断裂，可不予手术处理。对于筋膜和肌肉均断者，其断端又有很大回缩者应行手术治疗。手术应将筋膜准确缝合，至于断裂的肌肉，由于脆弱易碎，不易缝合，只需稍加修齐，可不做缝合处理。肌腱、韧带的断裂则需手术缝合。

（2）保守治疗无效反复发作的腱鞘疾病，如狭窄性腱鞘炎、腕管综合征、跖管综合征等疾病，通过保守治疗无效者需手术治疗。

（3）某些滑囊病经保守治疗无效，可以手术切除滑囊。

（4）神经、血管的损伤需手术解压及手术缝合治疗。

（5）腰椎间盘突出症及颈椎间盘突出症经保守治疗无效，影响工作和学习者可手术摘除椎间盘。

（6）髌骨软骨软化症，经保守治疗无效的严重晚期患者可考虑行髌骨成形术或髌骨切除术。

（7）关节内游离体影响肢体活动者可手术取出游离体。

（8）膝关节半月板损伤患者可考虑行关节镜下半月板修复、成形甚至切除术。

（9）某些因腰椎病变而致腰痛的患者，保守治疗无效、影响工作和生活者可考虑手术治疗，如峡部不连、腰椎滑脱、脊椎裂、腰椎骶化等疾病。

第六节　运动疗法

以徒手或应用器械进行运动训练来治疗伤、病、残患者，恢复或改善功能障碍的方法（主要利用物理学中的力学因素）称为运动疗法。运动疗法是患者应用各种运动来治疗肢体功能障碍，矫正异常运动姿势的方法，是一种重要的康复治疗手段。

康复医学是功能医学，运动疗法是康复医学重要的治疗技术之一。运动疗法的总目标是通过运动治疗患者的功能障碍，提高个人的活动能力，增强患者的社会参与的适应性，改善患者的生活质量。

一、运动疗法的目的

（1）牵张前伸短缩的肌肉、肌腱、关节囊及其他软组织，扩大关节活动度。

（2）增强肌肉的肌力和肌肉活动的耐力。

（3）抑制肌肉的异常张力，使肌肉松弛，缓解其紧张度。

（4）针对患者的功能障碍，如脑卒中后的肢体偏瘫，对瘫痪肢体施行运动功能的再学习训练，改善神经肌肉的功能。

（5）训练患者以改善异常的运动模式。

（6）克服患者的运动功能障碍，提高患者身体移动和站立行走的功能。

（7）对平衡功能和运动协调性障碍的患者，施行提高平衡性和协调性功能的训练。

（8）提高患者日常生活活动能力的运动动作训练。

（9）针对不同伤病或为健身需要进行各种体操训练。

（10）增强患者的体力，改善全身功能状态。

（11）改善心脏、肺脏等内脏器官的功能。

（12）预防或治疗各种临床并发症，如压力性损伤、肌肉痉挛、关节挛缩、骨质疏松等。

二、临床常用运动疗法技术

（1）常规运动疗法技术有维持关节活动度的运动疗法、增强肌力的运动疗法、增强肌肉耐力的运动疗法、增强肌肉协调能力的运动疗法、恢复平衡功能的运动疗法、恢复步行功能的运动疗法、增强心肺功能的运动疗法。

（2）神经生理学疗法（NPT），针对治疗中枢神经损伤引起的运动功能障碍的治疗方法，包括博巴斯技术（Bobath技术）、布伦斯特伦技术（Brunnstrom技术）、本体感神经肌肉易化法（PNF）、鲁德技术（Rood技术）等。

（3）运动再学习法（MRP）。

（4）其他一些常用的运动疗法技术，如水中运动、医疗体操、牵引疗法、按摩疗法、麦肯基疗法等，可根据具体条件选择应用。

三、禁忌证

对需要选用运动疗法的患者要注意进行身体检查，有如下禁忌证存在时，不宜施行运动疗法技术操作。

（1）处于疾病的急性期或亚急性期，病情不稳定。

（2）有明确的急性炎症存在，如体温超过38℃、白细胞计数明显升高等。

（3）全身情况不佳、脏器功能失代偿期，如有以下情况：①脉搏加快，安静时脉搏大于100次/分。②血压明显升高，临床症状明显，舒张压高于120 mmHg[①]，或出现低血压休克。③有明显心力衰竭表现，如呼吸困难、全身水肿、胸水、腹水等。④严重心律失常。⑤安静时有心绞痛发作。

（4）休克、神志不清或有明显精神症状、不合作。

（5）运动治疗过程中有可能发生严重并发症，如动脉瘤破裂等。

（6）有大出血倾向。

（7）运动器官损伤未做妥善处理。

（8）身体衰弱，难以承受训练。

（9）患有静脉血栓，运动有可能使血栓脱落。

（10）癌症有明显转移倾向。

（11）剧烈疼痛，运动后加重。

四、实施原则

（1）运动疗法的方案需目的明确，重点突出。

（2）制订治疗方案时，应根据患者情况个别对待，明确运动强度。实施治疗时应循序渐进。循序渐进的内容包括运动强度由小渐大、运动时间由短渐长、动作内容由简渐繁，使患者逐步适应，并在不断适应的过程中得到提高。任何情况导致的运动量突然加大，都有造成功能损害的可能。

（3）在制订整个治疗动作程序时，要防止运动过分集中在某一部位，以免产生疲劳。因此，运动训练既要突出重点，又要与全身运动相结合。

（4）治疗活动内容要有新鲜感，能调动患者的主动训练的积极性。

（5）按疗程需要坚持长期训练，不可随意间断，以免影响治疗效果。有些运动疗法要坚持数周、数月，甚至数年，才能使治疗效果逐步积累而显现出来。

---

① 1 mmHg ≈ 0.133 kPa。

（6）应密切观察病情，观察是否有不良反应，是否已达到治疗要求，对不能达到要求的要查明原因。对患者要定期复查，以观察有无功能改善，对功能改善不明显者，也应查找原因，调整治疗措施。运动疗法的注意事项有：①训练运动量不应过大，训练次日应无疲劳感。②训练过程中应密切观察患者反应，如有头晕、眼花、心悸、气短等应暂停训练。③训练时动作应轻柔，防止产生剧烈疼痛。④防止损伤皮肤，预防压力性损伤的发生。⑤肢体活动训练应手法准确，轻柔，注意病理骨折等并发症的发生。⑥站立行走训练应有保护，防止跌倒。⑦训练中应结合心理交流，取得患者的合作。

（7）做好各种记录，定期总结。

（8）治疗前应把治疗内容向患者讲解清楚，争取患者主动配合。对需要应用的器械要说明操作要点和注意事项，以免训练不得法，甚至造成损伤。在需要以体操形式进行训练时，既要讲清要点，还需有正确的示范动作，示范要面对面进行。

（9）医务人员应态度和蔼，声音亲切清晰，语调坚定，以增强患者的信心。应多用关心、鼓励的语言，给予患者具体的帮助，切勿滥加指责、批评。

（10）要重点注意新患者和病情较重的患者，可新老患者成组搭配，互相帮助。

（11）训练场所要光线充足、整洁，各种器械要安放有序，用后要归还原位，并随时检查维修。

五、常用运动方法

在运动疗法技术的使用过程中，所应用的基本活动种类有被动活动、主动辅助活动、主动活动、抗阻活动和牵引活动。

（1）被动活动，是由检查者徒手或借助器械对患者进行的治疗活动，患者不做主动活动。在某些情况下，亦可由患者健侧肢体对瘫痪和无力肢体加以协助进行被动活动。被动活动多适用于肢体肌肉瘫痪或肌力极弱的情况，这时患者不能用自己的力量进行关节活动，只有依靠第三者帮助被动活动关节才能维持关节的正常活动范围，预防关节挛缩和变形的发生。

其作用主要在于预防软组织挛缩和粘连，恢复软组织弹性；保持肌肉休息状态时的长度及牵拉缩短的肌肉；刺激肢体屈伸反射施加本体感刺激；为主动运动的发生做准备。

（2）主动辅助活动，是在检查者帮助或借助器械的情况下，由患者通过自己主动的肌肉收缩来完成的运动训练。通常是由治疗师托住患者肢体近端或用滑车重锤悬吊起肢体的远端，抵消肢体的自重或地心的引力，使患者能进行主动的肢体活动。这种活动适用于患者肢体肌肉已能开始收缩，但力量尚不足以抵抗肢体的自重或对抗地心引力的情况。其作用主要在于增强肌力和改善肢体功能。这种运动是介乎主动运动和被动运动之间的一种运动，是从被动运动向主动运动过渡的一种形式。随着肌力的增长，逐渐减少助力的力（重）量。

（3）主动活动，是在既不施加外来辅助，也不给予阻力的情况下，由患者主动完成的动作，是运动疗法中主要的活动方式。此种活动主要适用于患者肌肉力量较弱，能够移动肢体的自重或抵抗地心引力进行运动，但尚不能对抗任何额外阻力的情况。其作用主要在于增强肌力、改善肢体功能，并且通过全身主动运动达到改善心肺功能和全身状况的目的。

（4）抗阻活动，是在治疗师用手或利用器械对人体施加阻力的情况下，由患者主动地进行抗阻力的活动。这种活动主要适用于患者肌力不但能够移动肢体的自重或能抵抗地心引力进行运动，而且还能够对抗其他阻力的情况。其作用主要在于增强肌力。

（5）牵张活动，是用被动或主动的方法，对身体局部进行强力牵张的活动。被动牵张时，牵引力由治疗师或器械提供；主动牵张时，牵引力由拮抗肌群的收缩来提供。这种运动主要适用于软组织病变所致的关节挛缩，以及治疗组织的压迫性疾病，缓解疼痛；也可针对某些肌群，为提高其收缩能力，在收缩该肌前，先进行牵张。其作用主要在于恢复或缓解因软组织弹性丧失而引起的肢体活动范围受限，通过牵拉以减轻对某些局部组织的压迫。

六、运动功能评定

运动功能评定是运动疗法的基础，没有评定就无法规划、实施运动疗法技术和评价治疗效果。通过运动功能评定去客观、准确地评定功能障碍的性质、部位、范围、程度，即找出问题点，并估计其发展、预后和转归，决定康复目标，制定出切实可行的康复治疗措施。

（一）评定分期

（1）初期。评定在患者入院初期完成。目的是全面了解患者功能状况和障碍程度、致残原因、康复潜力，据此确定康复目标和制订康复治疗计划。

（2）中期。评定在康复治疗中期进行。目的是经过康复治疗后，评定患者总的功能情况，有无康复效果，分析其原因，并据此调整康复治疗计划。中期评定可进行多次。

（3）后期。评定在康复治疗结束时进行。目的是经过康复治疗后，评定患者总体功能状况，评价康复治疗的效果，提出重返家庭和社会或做进一步康复治疗的建议。

（二）评定内容

一般包括关节活动功能评定、肌肉功能评定、步态分析、痉挛与弛缓的评定、协调与平衡的评定、姿势反射与原始反射的评定、日常生活活动能力的评定、上下肢穿戴假肢或矫形器的功能评定、穿戴脊柱矫形器的评定等。

（三）评定应当作出的判断

（1）患者主要的运动功能障碍和种类。通过评定可了解患者的功能障碍是什么，问题点在哪里，如关节活动受限、肌力低下、运动模式异常，从而有针对性地决定采取何种康复治疗措施。

（2）患者功能障碍程度。对于患者功能障碍不仅应了解其种类，还应判断其程度。患者功能障碍的严重程度，常以其独立的受损程度为标准。一般按独立程度分为4级：完全独立；大部分独立（小部分依赖），需少量帮助；大部分依赖（小部分独立），需大量帮助；完全依赖。

（3）确定康复治疗目标。对患者功能障碍的种类、严重程度和主要功能障碍有了正确、全面的了解以后，治疗的重点即可明确。通过康复治疗和训练，可确定预期使患者的功能障碍恢复到何种水平，这种水平即是治疗需要达到的目标。治疗目标应有明确的指标，最基本的指标是患者生活自理能力的恢复水平，其次是对家庭及社会的适应能力恢复程度等。治疗目标又可分为：①近期目标，是康复治疗初步阶段的目标。②中期目标，是患者在康复治疗过程中分阶段应达到的目标。③出院目标，是患者在治疗结束时应达到的目标。④远期目标，是患者在出院回归家庭和社会后所能达到的水平。

（4）决定运动治疗措施的先后顺序。根据功能障碍的主次，对康复治疗的先后顺序做出合理的安排。影响患者生活自理能力最严重的问题和患者感到最痛苦和最迫切希望解决的问题应优先考虑。

第七节　心理治疗

心理治疗是应用专门的心理技术影响被治疗者的心理进程或心理特征。因带有先天或后天造成的身体缺陷，残疾人运动员在训练过程中需付出常人多倍的努力和汗水。他们在面对训练压力时，更容易出现各种心理问题。首先，运动员心理状态不良会使注意力不集中、竞技状态下降，对运动训练特别是比赛过程中遇到的意外状况，缺乏敏锐的判断和快速准确的保护反应，使得运动损伤发生的概率增加，在从事冰球等冲撞性运动时，发生损伤的危险度增加。其次，过分紧张、高度兴奋的运动员也易发生运动损伤，如奥林匹克竞赛或国际大赛，由于赛前的强化训练或是连续参加重大比赛时的紧张情绪、身心疲劳尚未调整完善，即使是优秀的运动员也可能发生损伤。容易出现运动损伤的个体心理因素包括：害怕竞争的心态、情绪受到压抑、被迫参赛的心理、企图逃避竞技和自卑的心理以及诈病等，从中可以看出心理因素在运动损伤中的重要性。

此外，在竞技战术水平较高的今天，水平越高的运动员之间的较量，训练水平和实力已不是比赛的全部，很大程度上是其心理素质、心理技能的对抗。运动员不仅需要具备超常的身体素质和技能，还需具备在训练和比赛期间从心理上激活自己、控制紧张、集中注意力等多方面的超常的心理控制能力。现代运动员的特点是运动成绩快速增长，运动员之间的技术水平愈益接近，运动竞技更加激烈，竞赛双方在技术、战术、身体素质等方面势均力敌，胜负往往取决于心理因素，也就是说，运动员体能、技术的发挥、最佳竞技状态的获得以及战术的运用均以良好的心理训练为基础。

一、常用的心理治疗方法

（一）视觉—肌动行为演练

主要训练过程分三步。第一步，利用雅各布森的渐进放松训练法，使运动员进入一个放松入静的状态中；第二步，运动员按照自己预先设置的目标动作进行表象练习；第三步，同第2步的表象内容相同，但这一次是表象模拟在压力情景下完成该动作的过程。上述三个步骤是将放松—表象—模拟三种训练结合在一起连续完成的，其效果更为显著。

（二）应激接种训练

这一套联系分四步进行。第一步，确定引起应激的时间，进行心理教育；第二步，学习放松和自我调节情绪的方法；第三步，建立特定的陈述语句；第四步，循序渐进地增加应激情景，逐步提高运动员的应对能力。

（三）认知—情绪应激控制训练

认知—情绪应激控制训练分三步进行。第一步，进行心理教育，建立应激压力的概念；第二步，学习放松训练法和深呼吸技术；第三步，在应激的情景中，练习克服应激的各种策略和技巧。

（四）心理技能教育程序

心理技能教育程序分三步进行。第一步，学习自我知觉技巧；第二步，努力提高技术学习的动机水平；第三步，学习其他的干扰策略。

（五）其他

模拟训练、系统脱敏训练等。

二、注意事项

（一）预防为主，调控在先

同人类对待疾病的态度一样，最有效、最经济的方法是采取各种方法防患于未然，不是等到运动员出现了问题再去治疗、调控，而是针对可能出现的问题，事先教会运动员心理调控的方法，让他们主动地把心理状态调控到最佳水平。

（二）长期坚持

任何一项高超的运动技能，都需要在技术训练中进行亿万次的重复练习和比赛中的千万次的重复运用才能达到炉火纯青的地步，从而在比赛中发挥出效力。同样，任何一项心理调控的技术，如焦虑水平的调控能力、注意力的调控能力、动作表象的能力，也必须经过千万次的技术练习，才能在比赛的关键时刻发挥其效力。

（三）积极主动与自觉配合

心理治疗的效果取决于运动员的自觉性，如果他们对心理治疗持怀疑、观望、否定的态度，不仅不会产生好的效果，甚至会起反作用。因为任何心理治疗，都不可能离开人的主观状态而起作用，如果失去了内部动力，产生了厌烦和对立情绪，就失去了心理治疗的意义。

第八节　贴扎

贴扎是一种利用弹性或非弹性胶布贴于皮肤，利用胶布的张力起到保护运动者肌肉骨骼系统、促进运动功能的一种非侵入性治疗。随着运动医学与康复医学的不断发展，贴扎不仅用于运动损伤的预防与治疗，也在康复医学、医疗美容、运动训练等领域得到广泛的使用。

传统的贴扎技术多采用无弹性或弹性较差的运动贴布，包括白贴、轻弹贴和重弹贴，用于运动损伤后的急性处理，起到固定关节位置、限制软组织活动、缓解疼痛以及避免再伤的作用。采用运动贴布进行贴扎，不仅会限制运动员在受伤后继续比赛时的发挥，也可能因贴扎时用力过大导致血液循环障碍，不利于受伤部位的康复。相比之下，近些年来越来越流行的肌内效贴（简称肌贴），由于其极佳的弹性、丰富的力学特性、较低的致敏性等优势，被运动员、运动医生、理疗师以及按摩师广泛应用，其临床作用有改善局部血流、促进淋巴回流、消除软组织肿胀及疼痛、增加感觉输入、放松软组织或促进软组织功能活动等，且在支撑与稳定肌肉与关节的同时不妨碍身体的正常活动。

一、贴布的分类

因为贴布具有弹性，各种不同的贴扎方向就会有不同的力学效应。

（一）I 形贴布

贴布不裁剪，依需求决定宽度及固定端位置。当固定端位于贴布一端，其余贴布均朝同一方向回缩，此时贴布给局部软组织提供单一方向的强大引导力量，可引导筋膜、促进肌肉收缩及支持软组织；当固定端位于贴布中点，两端贴布朝向中间方向回缩，此时可针对痛点促进循环代谢；当固定端位于贴布两端，此时贴布提供最大固定效果，依施予中段贴布的拉力不同，针对关节活动面或拉伤的软组织做不同程度的固定。（图5-21）

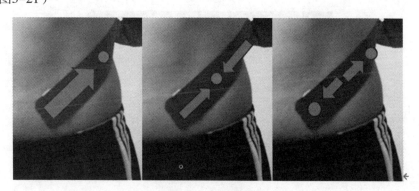

图5-21　I 形贴布

（二）Y形贴布

分叉的两支尾端贴布，会产生两种截然不同的纵向及横向分力，作用于筋膜及肌肉上，就会产生横向摩擦或纵向拉的差别，而固定端的宽窄与长度，亦会影响贴布的稳定度及活动度。可以促进循环代谢以及放松紧张肿胀的肌肉。（图5-22）

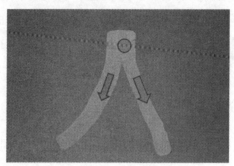

图5-22　Y形贴布

（三）X形贴布

贴布四支尾端相对位置的改变会影响中心点的改变，从而改变淋巴被引流的方向；除了可利用四支尾端贴布的角度来控制之外，还可以用四支尾端贴布给予它不同的拉力来达到预期效果。此类型的贴布不仅可以促进固定端位置的血液循环和新陈代谢，还可有效达到镇痛的效果。（图5-23）

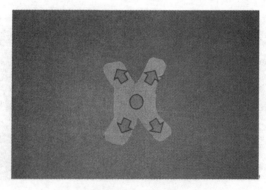

图5-23　X形贴布

（四）O形贴布

贴布两端不裁剪，中段对半裁剪，也就是两个 Y 形的合体，由于贴布两端均为固定端，故稳定效果良好，中段裁剪对半的贴布则能维持肌肉张力、促进血液循环和新陈代谢、减少软组织因长期固定而衍生的萎缩或废用等不良反应，适用于骨折及软组织撕裂伤。（图5-24）

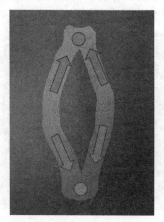

图5-24　O形贴布

（五）散状形贴布

贴布裁剪多个分支，借由较多分支贴布牵动皮肤所产生的池穴效应及贴布皱褶产生的方向性，将组织间液导引往最近的淋巴结来改善组织液滞留的情形。尾端贴布需包覆水肿的肢体或血液淤积的局部区域，或以重叠交叉的网状贴扎强化引流效果。（图5-25）

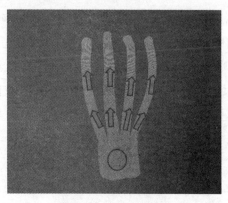

图5-25　散状形贴布

（六）灯笼形贴布

两端固定的特性，除了增加贴布相对应的稳定性外，中央贴布的张力也确保为皮肤和筋膜产生一定程度的牵扯和导向。贴布两端不裁剪，中段裁剪为多分支，也就是两个散状形的合体。中段散状形贴布能促进淋巴引流，有效改善局部水肿或瘀血的问题，适用于骨折或软组织拉伤伴有局部水肿或血肿问题者。（图5-26）

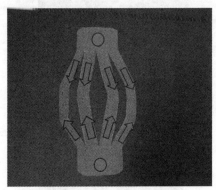

图5-26　灯笼形贴布

二、贴扎的使用

（一）贴扎的拉力

弹力胶布依拉力程度的不同会产生不同的目的与效能。

1. 自然拉力

不对肌贴施加任何外加拉力，或者作用拉力小于10%，淋巴贴扎常使用0～10%拉力，肌肉贴扎常使用7%～10%拉力。淋巴贴扎有促进淋巴循环及引流的效果，一般贴法为贴布基部固定在肢体近端的大淋巴结处，尾端贴布则包覆肿胀的区域，将淋巴引流至淋巴结处，减轻肢体的肿胀。肌肉贴扎根据贴扎的方向不同，对肌肉可分别有促进收缩或放松的效果，具有引导筋膜流向的作用，能诱发正确姿势及带动肢体动作。

2. 中度拉力

作用在肌贴上的拉力为10%～30%，其中发挥筋膜矫正的拉力为

10% ~ 20%，对软组织起支持作用的拉力为20% ~ 30%，对消除皮肤瘢痕以及身体塑形的拉力为30%。中度拉力贴布与皮肤之间的交互作用力中，垂直于皮肤的应力表现较自然拉力贴布显著。中度拉力贴布的作用：①对改变筋膜分布的相对位置或固定局部软组织有较佳的效果。②支持及保护软组织，特别是延伸性及收缩能力极小的肌腱或韧带组织。③为瘢痕结构提供垂直应力，避免瘢痕过度增生并能改变结缔组织的分布。

3. 极大拉力

当对肌贴所施加的拉力超过30%时，可看作是极限拉力，临床上被用于发挥矫正关节的作用，其固定效应上不如无拉力的运动贴布。当弹性贴布使用极大拉力时，贴布所提供的机械力有近似白贴的作用，可用于固定、矫正关节位置或限制关节活动范围。对使用弹性贴布的入门者而言，建议先以自然拉力为主，即可处理大部分的软组织问题；以接受贴扎者来说，对自然拉力贴布的耐受度也较高。待使用者充分掌握并熟悉贴扎技巧之后，可再尝试各种不同拉力贴布的运用。

（二）贴扎的摆位

贴扎的摆位是指贴扎部位在贴扎时所放的体位。

肌贴起效的主要机制与其力学效应相关，如要想放松软组织，应使该肌肉处在拉长的状态，贴布回缩的方向应与肌肉收缩的方向相反。贴扎时肢体的摆位可有多种方案，常用的有：在拉伸软组织的状态下贴扎；在软组织的自然状态下贴扎；在缩短软组织的状态下贴扎。贴扎时患者的摆位是影响疗效的极其重要的因素，是专业人员与非专业人员应用贴扎技术的差别所在，也是贴扎技术极为重要的一环。

三、贴扎的作用

（一）降低运动损伤发生的风险

使用肌贴后，这种敷贴工具可参照运动者的保护需求，采用散状、Ⅰ形、O形等不同形态将肌贴固定于运动者待保护部位的皮肤表面，保护、约束局部肌肉或关节，其可伸缩性能可在满足上述组织运动要求的基础上，借助其保护作用，减少、阻断运动损伤的形成。对于需要长期、大量运动的人群而言，肌贴的使用相当于在易损伤肌肉、关节等组织表面设置一层保护层，减少运动劳损或不恰当运动姿态对局部组织形成的冲击，进而为这类人群的运动需求提供良好的安全支持。

（二）缓解运动损伤者的痛苦

采用不同的贴扎方法，将肌贴固定于损伤区域皮肤表面，此时，这种工具可在对局部软组织、关节产生限制作用的基础上，改善局部炎症微环境，促进损伤软组织的康复。相比之下，未使用肌贴的运动损伤者，局部损伤长期暴露，所采用干预方法的镇痛效果有限。

（三）促进运动损伤的康复

使用肌贴后，运动损伤者的正常活动基本不受影响，其可通过对损伤部位关节、软组织的固定及约束，加速其康复。这一促康复作用为其在广大运动损伤患者群体中的应用奠定了良好的基础。

（四）提升关节活动度

当于运动损伤者损伤关节表面贴扎肌贴后，伴随着运动损伤者的主动活动，局部贴扎区域的血液循环状况逐渐改善，因关节炎症造成的血流不畅现象明显缓解，因此，患者的关节活动度可较干预前形成明显变化。

四、几种常见的运动创伤的贴扎治疗

（一）下腰痛贴扎治疗

肌肉在运动中的急剧收缩或过度牵拉易引起肌肉拉伤。长时间的弓背坐姿、弯腰频繁，尤其是弯腰提重物，容易导致腰部软组织过度疲劳、肌肉过度牵拉而损伤。急性期应冷敷、制动，缓解期可采取物理治疗、手法治疗、心理治疗、姿势矫正及药物治疗等来改善症状。贴扎治疗可常规、早期介入。

1. 放松腰方肌贴布

摆位：体前弯，贴布形状Y形贴布。贴法：贴布基部固定于髂嵴，内侧尾端贴布以自然拉力沿腰方肌走向贴至第1腰椎横突位置，再顺势向上适当拉长；体前弯并旋转至对侧，外侧尾端贴布以自然拉力贴至第12肋骨位置，再顺势向上适当拉长。（图5-27）

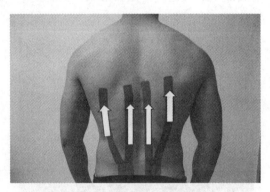

图5-27　放松腰方肌贴布

2. 增强腹外斜肌贴布

摆位：手臂上举，身体向同侧旋转。贴布形状：I形贴布。贴法：贴布基部固定于第10～12肋骨，其余贴布以自然拉力沿腹外斜肌走向贴至髂前上棘内侧。（图5-28）

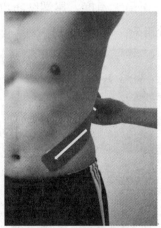

图5-28　增强腹外斜肌贴布

（二）股四头肌肌腱炎贴扎治疗

长距离练习或比赛，股四头肌重复进行离心收缩而负荷过大，造成骨下缘肌腱处发炎，再加上大腿前后侧肌肉肌力比例不均，影响患者运动表现。

1. 痛点提高贴布

摆位：膝关节屈曲至最大角度。贴布形状：X形贴布。贴法：贴布中点固定于髌骨下缘的肌腱处，尾端贴布以自然拉力往两侧贴上。（图5-29）

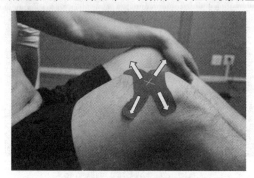

图5-29 痛点提高贴布

2. 增强股四头肌贴布

摆位：先伸直，后屈曲。贴布形状：Y形贴布。贴法：膝关节伸直位贴布基部固定于股四头肌肌腹位置，以自然拉力沿肌肉走向贴至肌肉肌腱交接处；此时使膝关节屈曲至最大角度，尾端贴布以自然拉力绕贴于髌骨左右两侧，最后交会于胫骨粗隆。（图5-30）

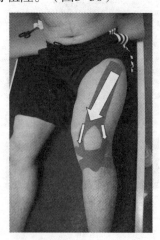

图5-30 增强股四头肌贴布

3. 放松内侧腘旁肌群贴布

摆位：弓箭步站姿体前弯，双手支撑于床面或椅背。贴布形状：Y形贴布。贴法：贴布基部固定于胫骨内侧髁下方，尾端贴布以自然拉力沿内侧腘旁肌群走向贴至坐骨粗隆下方。（图5-31）

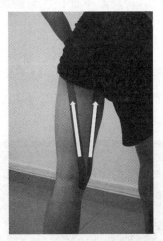

图5-31　放松内侧腘旁肌群贴布

4. 放松外侧腘旁肌群贴布

摆位：弓箭步站姿，体前弯，双手支撑于床面或椅背。贴布形状：Y形贴布。贴法：贴布基部固定于腓骨头，尾端贴布以自然拉力沿外侧腘旁肌群走向贴至坐骨粗隆下方。（图5-32）

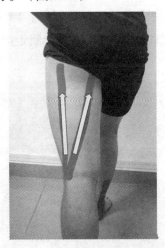

图5-32　放松外侧腘旁肌群贴布

（三）踝关节扭伤贴扎治疗

踝关节是人体重要的承重关节，往往因重心不稳造成内翻或外翻性扭伤，如踩空或运动中跳跃着地不稳，大多的伤害发生在足部下踩及内翻的动作，关节外侧韧带拉伤后若复原不佳，容易造成关节不稳的现象，导致日后反复性扭伤的发生。

1. 支持韧带贴布

摆位：足踝关节自然放松，贴布形状：X形贴布。贴法：贴布中点固定于外踝下方距腓前韧带位置，尾端贴布以自然拉力向前侧及后侧贴上。（图5-33）

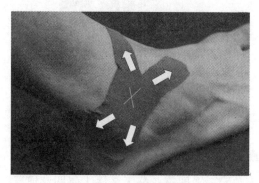

图5-33　支持韧带贴布

2. 增强腓骨肌贴布

摆位：下肢伸直，足踝内翻。贴布形状：I形贴布。贴法：贴布基部固定于腓骨头，其余贴布以自然拉力沿腓骨肌走向贴上，最后绕至足底。（图5-34）

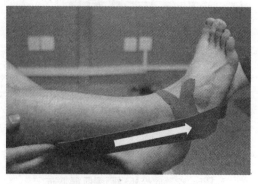

图5-34　增强腓骨肌贴布

3.矫正关节位置贴布

摆位：足踝关节摆在正中姿势。贴法：贴布基部固定于内踝上方，其余贴布以自然拉力绕贴至足跟底部，当贴布绕行至足跟外侧时，以最大拉力贴全外踝上方。（图5-35）

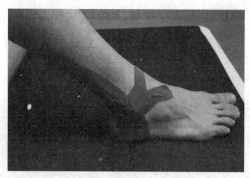

图5-35　矫正关节位置贴布

第九节　牵伸疗法

牵伸疗法作为运动损伤防治与康复的重要技术之一，运用于临床已超过30年的时间，具有简便易学、安全有效的特点。通过牵伸紧张或缩短的肌肉，可以达到恢复关节周围软组织伸展性、降低肌张力，从而改善关节活动度的目的。临床循证研究表明，牵伸疗法在加快治疗进程方面发挥积极作用，不仅可以改善关节活动度，还可改善运动损伤后的疼痛症状，加快微循环，从而减轻肌肉肿胀、减轻肌肉酸痛。此外，牵伸疗法还可以提高运动表现，有效提高运动者爆发力、速度及柔韧性。

肌肉牵伸技术主要有四大类型：静态牵伸、本体感受性神经肌肉促进术（PNF牵伸）、摆动牵伸、动态牵伸。在实践中，静态牵伸运用最为广泛，PNF牵伸次之，本节详细介绍这两种类型。

一、静态牵伸

进行静态牵伸时，需要牵伸的肌肉慢慢拉长（以此来控制牵张反射的激发），并保持在肢体处于一个舒适的活动范围15～30秒。当患者肢体保持在某一位置一段时间后，肌肉被牵伸的感觉减小，患者可轻柔地将肢体向更大的活动范围位置移动并保持，以此来达到放松肌肉的目的。

（一）上肢肌肉牵伸

1. 三角肌前束牵伸

起始姿势：患者上身垂直坐在垫上，头微向前屈，双上肢后伸；治疗师位于患者身后，双手握住其肘关节的上方。牵伸方法：嘱患者上身保持直立，治疗师将患者双上肢向斜后上方牵拉。（图5-36）

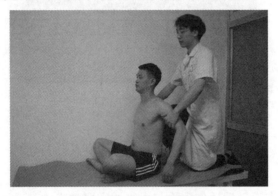

图5-36　三角肌前束牵伸

2. 三角肌中束牵伸（以左侧为例）

起始姿势：患者上身垂直坐在垫上，左手放于背后；治疗师站在患者身后，把直径为 5 cm 的毛巾卷放在患者腋窝下，右手扶住患者右侧肩膀以固定其身体，左手握住其左手腕关节。牵伸方法：保持患者身体直立不侧弯，治疗师将患者左前臂向右侧拉伸。（图5-37）

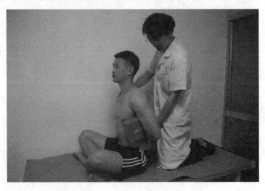

图5-37　左侧三角肌中束牵伸

3. 三角肌后束牵伸（以左侧为例）

起始姿势：患者上身垂直坐于垫上，左手伸直向前；治疗师位于患者身后，左手固定其左肩胛骨，右手握住其左腕关节。牵伸方法：使患者双肩保持水平，左肘关节低于右肩关节，将患者左上臂拉向右肩，使左上臂贴于胸前。（图5-38）

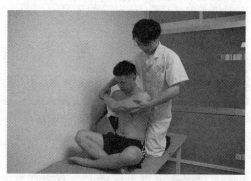

图5-38　左侧三角肌后束牵伸

4. 肩内旋肌群——大圆肌、肩胛下肌牵伸（以左侧为例）

起始姿势：患者平躺在垫上，左肩关节外展90°，左肘关节屈90°，左前臂与地面垂直；治疗师位于患者左侧，左手按住固定其左肩关节，右手握住其左前臂。牵伸方法：治疗师将患者左前臂向上（以患者头的延伸方向为上）推向垫子。（图5-39）

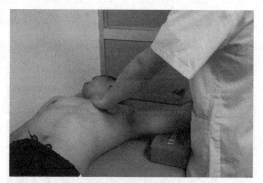

图5-39　左侧大圆肌、肩胛下肌牵伸

5. 肩外旋肌群——冈下肌、小圆肌牵伸（以左侧为例）

起始姿势：患者平躺在垫上，左侧肩关节外展90°，左肘关节屈90°，左前臂与地面垂直；治疗师位于患者左侧，左手按住固定其左肩关节，右

手握住其左前臂。牵伸方法：治疗师将患者左前臂向下（以腿的延伸方向为下）压向垫子。（图5-40）

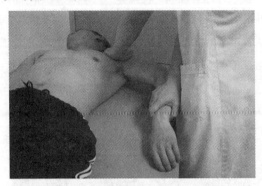

图5-40　左侧冈下肌、小圆肌牵伸

6. 肱二头肌牵伸

起始姿势：患者上身保持垂直坐在垫上，双手往后使掌心向上；治疗师站在患者身后，双手分别握住患者两侧腕关节，使其上肢伸直后伸。牵伸方法：治疗师先向上提拉患者双臂至最大限度，随后向后进行轴向拉伸，注意在牵伸过程中患者肘关节保持伸直，腰背挺直，牵拉幅度不要过大，肘不可高于肩。

7. 肱三头肌牵伸（以左侧为例）

起始姿势：患者上身挺直坐于垫子上，左手提高，左肘关节屈曲；治疗师以跪姿跪于患者右侧，左手握住患者左肘关节以保持其稳定，右手握住患者左腕关节。牵伸方法：治疗师右手加压使患者左前臂向后贴近左上臂。（图5-41）

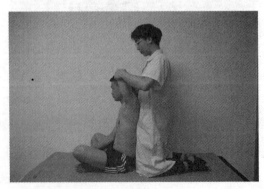

图5-41　左侧肱三头肌牵伸

8. 背阔肌牵伸（以左侧为例）

起始姿势：患者上身挺直坐于垫上，左手伸直放于颈侧；治疗师位于患者身后，左手固定其左骨盆，右手握住其左前臂。牵伸方法：治疗师将患者左上臂拉向上，同时将其身体向右侧弯及向右转。（图5-42）

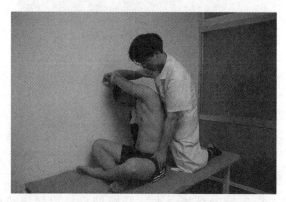

图5-42　左侧背阔肌牵伸

9. 胸大肌牵伸

起始姿势：患者上身保持垂直坐在垫子上，双手放在头后；治疗师站在患者身后，双手握住上臂。牵伸方法：治疗师将患者上臂往后上方拉。（图5-43）

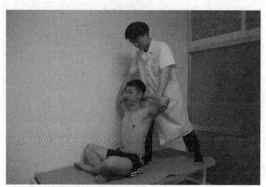

图5-43　胸大肌牵伸

（二）下肢肌肉牵伸

1. 臀部肌群牵伸（以右侧为例）

起始姿势：患者仰卧在垫子上，右腿向内，髋屈、膝屈，左腿伸直；

治疗师位于患者下肢处，左手扶在患者右大腿外侧，右手握住患者右小腿。牵伸方法：治疗师将患者右大腿向内及前上方拉伸。（图5-44）

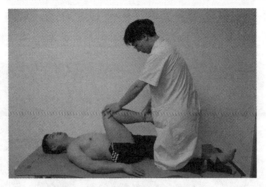

图5-44　右侧臀部肌群牵伸

2. 髂腰肌牵伸（以右侧为例）

起始姿势：患者俯卧在垫子上，双腿伸直；治疗师站在患者右侧，右手按住其右骨盆，固定骨盆使其平行贴于垫上，左手扶于患者右大腿前面。牵伸方法：治疗师将患者下肢向上抬起。（图5-45）

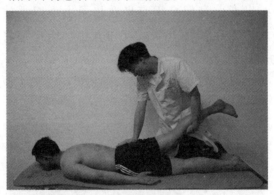

图5-45　右侧髂腰肌牵伸

3. 阔筋膜张肌牵伸（以右侧为例）

起始姿势：患者平躺于垫上，左腿伸直，右腿屈，右脚放在左膝外；治疗师跪于患者左侧，右手放在左膝上，左手固定右侧骨盆。牵伸方法：治疗师将患者右膝压向左下方。注意在此过程中保持患者骨盆位置不动，左臂贴紧垫子。（图5-46）

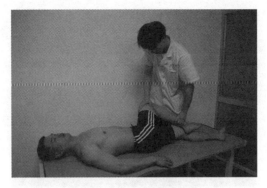

图5-46　右侧阔筋膜张肌

4. 股四头肌牵伸（以左侧为例）

起始姿势：患者俯卧在垫子上，左腿膝关节屈，右腿伸直；治疗师跪在垫子上，将患者左腿放在双膝中间以固定，右手按住左侧骨盆作固定，左手扶住左踝关节。牵伸方法：治疗师将患者左小腿向前下方推使左小腿靠向左大腿后侧。（图5-47）

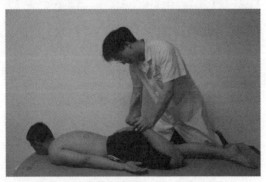

图5-47　左侧股四头肌牵伸

5. 腘绳肌牵伸（以左侧为例）

起始姿势：患者仰卧在垫子上，左腿髋屈、膝屈，右腿伸直；治疗师跪在垫子上，用双腿抵住患者右腿，左手扶于左踝关节。牵伸方法：治疗师右手固定患者左大腿，左手将其左膝关节伸直，并逐渐使其左腿向胸部方向靠近。（图5-48）

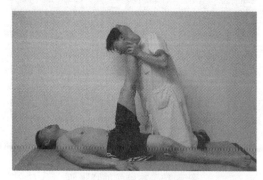

图5-48　左侧腘绳肌牵伸

6. 内收肌群牵伸

起始姿势：患者仰卧在垫子上，髋屈、膝屈，脚掌相对，膝关节向外；治疗师跪在运动员双脚处，双手分别扶于患者两大腿内侧。牵伸方法：治疗师将患者大腿逐渐推向地面。（图5-49）

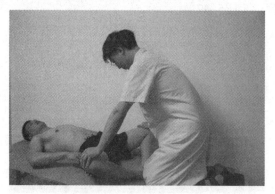

图5-49　内收肌群牵伸

7. 腓肠肌牵伸（以右侧为例）

起始姿势：患者仰卧在垫子上；治疗师位于患者左方，将患者右腿抬高放自己左腿上，左手握住足跟并将脚掌抵在前臂，右手放在前握住小腿或膝关节，使患者右下肢保持伸直。牵伸方法：治疗师转移重心，身体靠向运动员，利用自身身体重量牵拉右小腿肌肉。（图5-50）

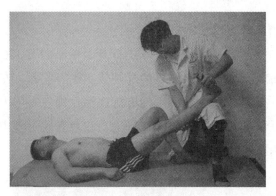

图5-50 腓肠肌牵伸

8. 比目鱼肌牵伸（以左侧为例）

起始姿势：患者仰卧在垫上，左髋屈、膝屈，右腿伸直；治疗师跪于患者足踝部，将运动员前脚掌平放在自己大腿上，并用双手扶住患者左膝。牵伸方法：治疗师将患者左膝往下压，使左脚尽量背屈以拉伸小腿肌肉。

9. 胫骨前肌牵伸（以右侧为例）

起始姿势：患者坐于垫上，右腿伸直；治疗师跪于患者下方，左手按于患者右小腿上部，右手握住其右脚掌。牵伸方法：治疗师左手固定患者右小腿，右手握住右脚掌向下用力压。（图5-51）

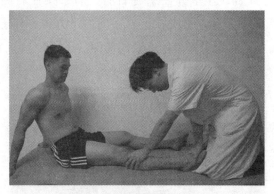

图5-51 左侧胫骨前肌牵伸

（三）躯干肌肉牵伸

1. 背部肌群牵伸（以左侧为例）

起始姿势：患者平躺于垫上，双手打开、掌心向上，右腿伸直，左腿髋屈、膝屈，右脚放于左膝外侧；治疗师位于患者左侧，左手抓住患者左大腿外侧，右手压住患者左肩。牵伸方法：治疗师左手用力慢慢把患者左膝向右压向垫子，右手固定右肩贴在垫上。注意在此过程中，患者左肩不要离开垫子。（图5-52）

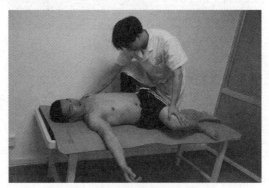

图5-52　左侧背部肌群牵伸

2. 腰方肌牵伸（以右侧为例）

起始姿势：患者上身垂直，分腿坐在垫子上，右手抬高，左手放在胸前；治疗师站在患者背后，左手握住患者右肘，右手按住右侧骨盆。牵伸方法：治疗师将患者右手向左上方拉，右手向右下方推，使患者上身向左侧倾斜。在此过程中，注意患者身体不要向前倾。（图5-53）

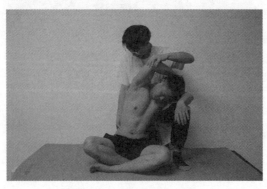

图5-53　右侧腰方肌牵伸

3. 腹部肌群牵伸

起始姿势：患者平躺在健身球上，治疗师位于患者侧面，左手扶于患者右侧髂骨，右手扶住患者左侧髂骨或左肩。牵伸方法：治疗师双手固定患者骨盆，利用患者自身重力进行牵伸，或左手固定患者骨盆，右手扶住患者左肩将患者上身压向地面。由于此动作具有一定危险性，不适用于有头晕问题的人群，注意拉伸时间不要超过30秒。（图5-54）

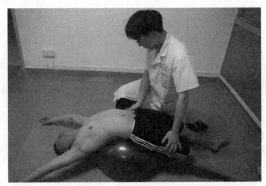

图5-54　腹部肌群牵伸

二、PNF牵伸

PNF牵伸是一种常见的物理治疗方法，它以PNF原则为基础，由Herman Kabat和两位物理治疗师Maggie Knott和Dorothy Voss在20世纪中期创立。创立初期，PNF牵伸仅用于专业运动员群体，应用于运动损伤的防治以及运动后疲劳的恢复。经过20多年的不断发展和普及，PNF牵伸在康复领域受到越来越多的关注，现如今在大众中也逐渐流行。PNF牵伸只是整个PNF技术中的一部分，它的特点是牵伸前先进行肌肉的等长收缩，从而达到比单独牵伸肌肉更好的效果。多数PNF牵伸是由被动或主动助力完成的，PNF牵伸的两种主要类型是保持—放松技术（HR）和收缩—放松技术（CR），统称为放松技术。

HR是指患者将肢体保持在关节活动范围末端，之后等长收缩靶肌肉并抵抗治疗师施加的进一步拉长的阻力，然后放松并主动移动肢体到更大的关节活动范围的技术。普遍适用于因为力量不足或疼痛致使关节主动活动受限的情况。

CR合并了PNF螺旋模式中的等张和等长收缩形式。具体方法为：在进行CR时，治疗师移动患者的肢体到关节活动范围末端，然后引导患者试着移动肢体到短缩范围之内。治疗师给予阻力，允许患者肢体进行旋转（等张收缩），但在其他方向上保持等长收缩的力，然后治疗师帮助患者将肢体移动到新的关节活动范围。反复进行几组收缩—放松练习后，引导患者主动移动到新的关节活动范围。适用于关节活动范围明显受限的群体。

PNF牵伸主要是主动—助力牵伸，其利用肌肉主动等长收缩来改善放松靶肌肉，增加肢体柔韧性，除此之外，在促进运动学习方面也大有裨益。总的来说，在进行PNF牵伸时，主要进行以下3个步骤：①患者主动拉长被牵伸的肌肉（靶肌肉）。②患者在对抗治疗师阻力时等长收缩靶肌肉6秒钟。③患者主动将靶肌肉移动到新的活动范围。

（一）上肢肌 PNF 牵伸

1. 肩胛下肌牵伸

起始姿势：患者仰卧，肩关节外展90°，肘关节屈曲90°。上肢尽量外旋，上臂完全放松，置于床上，最大限度地牵伸肩胛下肌；治疗师位于患者牵伸侧，一手置于患者肘部下方，另一手握住患者腕部，以提供等长收缩的阻力。牵伸方法：①治疗师指导患者缓慢内旋肱骨，要求其注意力集中在旋转动作上。等长收缩肩胛下肌6秒钟（治疗师口令：尽量让手腕靠近"天花板"。②等长收缩结束后，患者放松并深吸气。放松时保持手臂在起始姿势。③随着呼气，患者收缩冈下肌，进一步外旋肱骨，加深对肩胛下肌的牵伸。④上述动作重复2～3次。

2. 冈下肌和小圆肌牵伸

起始姿势：患者俯卧，牵伸侧肩关节外展90°，肘关节屈曲90°。手臂尽力内旋，上臂完全放松，置于床上；治疗师一手置于患者肘部上面，另一手握在腕部，提供阻力，使冈下肌等长收缩。牵伸方法：①治疗师指导患者缓慢外旋肱骨，等长收缩冈下肌6秒钟（ 治疗师口令：尽量让手腕靠近地面）。②等长收缩结束后，患者放松并深吸气。放松时保持手臂在起始姿势。③随着呼气，患者收缩肩胛下肌，进一步内旋肱骨，加深对冈下肌的牵伸。④上述动作重复2～3次。

3. 菱形肌和斜方肌牵伸（以左侧为例）

起始姿势：患者仰卧，左肘关节屈曲，左上臂放在胸前并尽可能伸向右侧，保持身休不右转；治疗师面向患者站在其左侧，双手放在患者左侧背后，以牢固地接触到牵伸者左肩胛骨，右手抓住其肩胛骨内侧缘。牵伸方法：①治疗师指导患者缓慢地将左肩胛骨靠近脊柱，并施以适当的力量阻止其左肩胛骨后缩，等长收缩6秒钟。在这一过程中患者保持自然呼吸。②等长收缩结束后，患者放松并深吸气。放松时保持左肩胛骨和左上臂在起始姿势。③随着呼气，让患者左上臂放在胸前伸向右侧更远处，左肩胛骨前伸远离脊柱，以增加左侧菱形肌的牵伸幅度。④上述动作重复2～3次。

4. 胸大肌牵伸（以右侧为例）

起始姿势：患者俯卧，脸放在护脸圈上（若没有护脸圈可将头转向一侧）。右臂外展90°，右肘关节屈曲90°外旋，右上臂放松置于床上；治疗师站在患者右侧。牵伸方法：①指导患者缓慢地从肘部开始收缩，试着将右手臂缩回至胸前，使左侧胸大肌等长收缩6秒钟。②等长收缩后，患者放松并深吸气。在此过程中，右上臂保持在起始位置。③随着呼气，让患者把右上臂进一步抬高，并保持前臂处于水平位，胸骨贴着床面，防止躯干扭转。④上述动作重复2～3次。注意事项：牵伸过程中可改变上臂外展的角度，以牵伸到胸大肌不同部位的肌纤维。小角度（45°）的外展主要牵伸位于锁骨部的肌肉；大角度（135°）的外展主要牵伸位于下部胸肋部的肌肉。（图5-55）

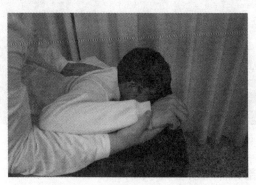

图5-55　右侧胸大肌牵伸

5. 肱二头肌牵伸（以左侧为例）

起始姿势：患者仰卧，左肩置于床的边缘部以保证肩部的活动范围不受限制，左肘部伸直，左肘部伸直，肩关节后伸，前臂处于中立位，手心向内，左前臂处于中立位，手心向内；治疗师右手握住患者左前臂给予阻力，以使患者肱二头肌做等长收缩，左手固定牵伸者肩部。牵伸方法：①治疗师指导患者缓慢地屈肩、屈肘，左前臂旋后用力，肱二头肌等长收缩6秒钟（治疗师口令：左前臂旋后、肘关节屈曲，左上臂垂直举起）。②等长收缩后，患者放松，深吸气。在此过程中，左肘部伸直，肩关节后伸，前臂处于中立位，手心向内。③随着呼气，患者左侧肱三头肌收缩，使左上臂进一步伸展到新的位置，从而加大左侧肱二头肌的牵伸幅度。④上述动作重复2~3次。

6. 肱三头肌牵伸（以右侧为例）

起始姿势：患者俯卧，脸放在护脸圈上或者转向一侧。右侧肩、肘关节屈曲，直至右手可以摸到右肩胛骨，右上臂尽可能地贴近耳朵；治疗师手提患者肘部的后面，给予一定阻力。牵伸方法：①让患者缓慢与治疗师对抗将肘指向地面，右侧肱三头股等长收缩6秒钟。②等长收缩后，患者放松并吸气。在此期间右上臂保持在起始姿势。③随着呼气，让患者右手伸向背部后下更远处，保持右上臂靠近耳朵，以加大对右侧肱三头肌的牵伸。④上述动作重复2~3次。（图5-56）

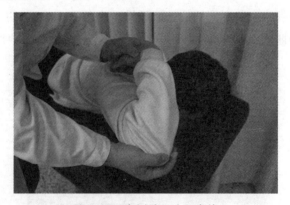

图5-56　右侧肱三头肌牵伸

7. 斜方肌上部牵伸（以左侧为例）

起始姿势：患者仰卧，头部在无痛范围内尽力右旋，然后尽可能收下颌，以使左侧斜方肌上部在无痛的情况下最大范围地拉长；治疗师将左手置于患者枕骨部，手指朝向天花板，右手放在其左肩上。牵伸方法：①治疗师指导患者开始缓慢地推治疗师的双手，好像要使左肩和头部互相靠近。治疗师施加对抗阻力使其左侧斜方肌上部等长收缩6秒钟。②等长收缩后，患者放松并吸气，头部保持在起始姿势。③随着呼气，患者头部更大幅度地右旋，收下颌，并将其左肩更大幅度地下拉，以加大对左侧斜方肌上部的牵伸。④上述动作重复2~3次。（图5-57）

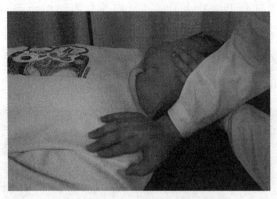

图5-57　左侧斜方肌上部牵伸

8. 肩胛提肌牵伸（以左侧为例）

起始姿势：患者坐在椅子或较低的凳子上，保持背部拉长。收下颌使其靠近胸部，然后头部右旋45°；治疗师站在患者身后，一手放在其头后部，一手放在其左肩胛骨上部，以使左侧肩胛提肌拉长至最大幅度。牵伸方法：①治疗师指导患者开始缓慢地抬起头部、颈部及左肩，同时并施加阻力，以使左侧肩胛提肌等长收缩，持续6秒钟。②等长收缩后，患者放松并吸气，头部保持在起始姿势。③随着呼气，患者以更大幅度收下颌以使其更靠近胸部，以加强对左肩胛提肌的牵伸。④上述动作重复2~3次。注意事项：牵伸过程中应确保患者头部和颈部一起后伸，而不仅是头部往后伸。

（二）下肢肌 PNF 牵伸

1. 腘绳肌牵伸（以右侧为例）

起始姿势：患者仰卧，两腿伸直，向上抬起右腿；治疗师站于患者左侧，左手扶住患者膝关节，右手握住足底部位。牵伸方法：①治疗师抬高患者右大腿至其最大活动范围，同时保持右膝关节伸直。整个过程以不引起疼痛为宜。②治疗师给予患者一个向上抬高的压力，并指导患者开始慢慢地尝试把其右足跟向床面方向下压，并保持6秒钟，使右侧腘绳肌等长收缩。（语言提示：抵抗阻力，足跟向床面方向下压）。③在等长推压之后，患者放松，并且深吸气，此时治疗师在保持患者右膝关节伸直情况下继续往上抬高患者右下肢。④治疗师将患者右大腿抬高到新的位置，并再次提供阻力。⑤上述动作重复 2～3 次。注意事项：整个过程患者必须保持其髋部平放在床面上，避免产生代偿，并保持右膝关节伸直。如患者感觉不适，可以屈曲左膝使左足平放在床面上。（图5-58）

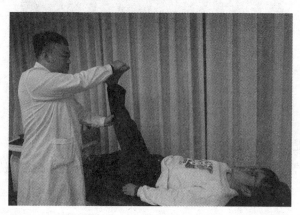

图5-58　右侧腘绳肌牵伸

2.臀大肌牵伸（以左侧为例）

起始姿势：患者仰卧，右腿伸直，左腿屈髋屈膝尽可能靠近胸部；治疗师站于患者左侧，一手放于患者膝关节后方，一手放于右腿使其保持伸直状态。牵伸方法：①治疗师帮助患者屈髋屈膝至左侧大腿最大限度靠近胸部，直到患者感觉左侧臀大肌有明显牵伸感。②治疗师向患者胸部方向施加压力，指导患者缓慢推压对抗治疗师的手的力量，把左腿向床面方向推（语言提示：对抗我的力，好像要将大腿放到床面上）。维持左侧臀大肌等长收缩的姿势，持续6秒钟。③患者放松并深吸气，左腿要保持在起始位置，治疗师继续将患者的左腿被动推向胸部方向。④治疗师将患者左腿移动到新的位置，并再次提供阻力。⑤上述动作重复2～3次。注意事项：如果患者牵伸过程中在髋部前方有针刺样疼痛，可指导患者手在屈曲的膝关节附近抱住大腿，先把大腿向天花板方向牵伸，再向胸部牵伸来消除这一疼痛的感觉。

3. 髋外旋肌——梨状肌牵伸（以左侧为例）

起始姿势：患者仰卧，保持骶骨在床面上，右腿伸直，左腿屈髋屈膝90°；治疗师站于患者左侧，左手扶住患者左踝关节外侧，右手扶于右膝关节外侧。牵伸方法：①治疗师帮助患者在起始姿势下外旋左髋关节（保持左髋关节屈曲的同时，左足贴近右肩），直到患者感觉左侧梨状肌部位有明显牵伸感。②治疗师向患者对侧肩部方向施加压力，指导患者缓慢向对角方向对抗阻力（在右膝和踝上施加同等的力）。等长收缩左侧梨状肌6秒钟。③等长推压之后，患者放松，深吸气，放松时保持腿在起始位置。呼气时，收缩左髋关节屈肌和内收肌群来加深左侧梨状肌的牵伸。治疗师可轻轻推动协助髋关节屈曲内收，然后增加一些侧旋来加深牵伸。④上述动作重复2～3次。（图5-59）

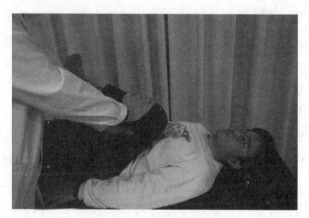

图5-59　左侧梨状肌牵伸

4. 髋外展肌群牵伸（以左侧为例）

起始姿势：患者仰卧，右腿伸直，左腿屈髋屈膝，并使左下肢内收尽可能跨过身体中线；治疗师站于患者右侧，右手放在患者右膝关节外侧，左手固定患者左髋关节，以为髋外展肌的等长收缩提供阻力。牵伸方法：①治疗师指导患者开始缓慢地尝试左腿用力靠向治疗师的右手。等长收缩髋外展肌6秒钟。②等长推压之后，患者放松，深吸气，放松时保持腿在起始姿势。③呼气时，患者左腿再次越过身体中线牵拉左大腿外侧，以加深对左侧外展肌的牵伸。④上述动作重复2～3次。

5. 髋内收肌群牵伸（以右侧为例）

起始姿势：患者仰卧，双腿伸直，膝关节正对天花板（阻止膝关节的旋转），右下肢尽量外展；治疗师站于患者右大腿内侧，一手扶住患者右膝内侧，一手扶住右小腿外侧。牵伸方法：①治疗师指导患者开始缓慢尝试向中线推右下肢，等长收缩内收肌6秒钟。②等长推压之后，患者放松，深吸气，放松时保持腿在起始姿势。③当呼气时，患者向外加大右髋关节的外展角度，以加深对右侧内收肌的牵伸。④上述动作重复2～3次。⑤牵伸结束后，治疗师帮助患者把右下肢放回到床上，以防止腹股沟扭伤。注意事项：在牵伸过程中若感觉到外展肌痉挛，应立刻停止，先牵伸外展肌，之后再进行内收肌的牵伸；牵伸过程中保持膝关节垂直向上，下肢不要外旋。

6. 髂腰肌牵伸（以左侧为例）

起始姿势：患者俯卧；治疗师站于患者右侧，右手置于髂骨部以稳定骨盆位置，左手托住患者左膝关节。患者通过伸髋（臀肌和腘绳肌）使其左腿尽可能高地抬离床面，同时屈膝，使左侧髂腰肌拉长到终末位置。牵伸方法：①治疗师手扶患者左膝关节向上方用力，以提供左侧髂腰肌进行等长收缩的阻力。指导患者开始慢慢地试着向床面拉左大腿，等长收缩左侧髂腰肌6秒钟。②等长推压之后，牵伸者放松，深吸气，放松时保持腿在起始姿势。③随着吸气，患者收缩左侧伸髋肌以使腿部上抬得更高，加深对髂腰肌的牵伸。④上述动作重复2～3次。注意事项：若俯卧位下患者有腰部不适，可在其髋关节下面放一个枕头以减轻腰背部的压力；整个牵伸过程中患者需保持髋关节平直贴于床面（或在枕头上）；如果患者的伸髋角度大于30°，应注意检查腰背部的过度运动。（图5-60）

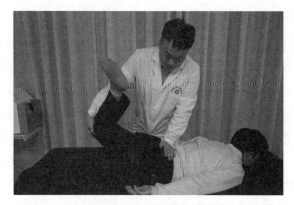

图5-60　左侧髂腰肌牵伸

7. 股四头肌牵伸（以左侧为例）

起始姿势：患者俯卧，左侧膝关节尽可能屈曲。治疗师双手扶住患者左踝部，轻压其左腿部使其左足跟贴近臀部，直到患者左侧股四头肌有牵拉感。牵伸方法：①治疗师指导患者开始缓慢尝试把左腿伸直，等长收缩6秒钟。②等长推压之后，患者放松，深吸气，放松时保持腿在起始姿势。③当呼气时，患者放松，由治疗师帮助患者并加大牵伸程度。牵伸时左侧腘绳肌偶尔会发生痉挛，通常是由患者左侧腘绳肌收缩过紧造成的，治疗师可用一只手轻轻放在左侧腘绳肌上，确保肌肉不收缩，以此来减轻不适感。④上述动作重复2～3次。注意事项：若患者在俯卧位下屈膝引起了腰部不适症状，可在患者髋部下方垫一个枕头以减轻腰部的压力，然后再重新开始；也可以让患者收缩腹肌来稳定骨盆，以消除腰部的不适感。（图5-61）

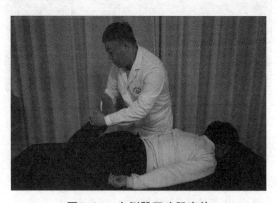

图5-61　左侧股四头肌牵伸

8. 腓肠肌牵伸

起始姿势：患者俯卧，双腿伸直，足垂于床边，然后尽量背屈（使足尖靠近小腿前侧），使腓肠肌在其活动度末端受到牵伸；治疗师站在床的边缘并且用手掌心抵住牵伸者的足部。牵伸方法：①治疗师引导患者在开始缓慢进行跖屈（患者的足部踩向治疗师的手）时给予阻力，腓肠肌等长收缩6秒钟。②等长推压之后，患者放松，深吸气，放松时保持腿在起始姿势。③随着吸气，患者收缩胫骨前肌，踝关节背屈并且加强腓肠肌的牵伸。④上述动作重复2~3次。

9. 比目鱼肌牵伸（以左侧为例）

起始姿势：患者俯卧，左侧膝关节屈曲90°，尽量背屈（左足部向左膝关节方向运动），使左侧比目鱼肌在其活动度末端受到牵伸；治疗师站于患者左侧，一手固定在屈曲的小腿下部，另一手的手掌绕过足跟，前臂抵住足。牵伸方法：①治疗师引导患者在开始缓慢地跖屈（将足部向治疗师方向推）时施加阻力，等长收缩左侧比目鱼肌6秒钟。②等长推压之后，患者放松，深吸气，放松时保持腿在起始姿势。③随着吸气，患者收缩左侧胫骨前肌，左踝关节背屈并且加强左侧比目鱼肌的牵伸。④上述动作重复2~3次。（图5-62）

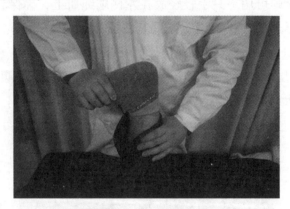

图5-62　左侧比目鱼肌

（三）躯干肌 PNF 牵伸

1. 躯干回旋肌——腹内 / 外斜肌牵伸（以左侧为例）

起始姿势：患者坐于床上，膝屈曲，小腿垂于床沿。这个姿势将固定髋部，患者尽力向右侧转动身体，保持鼻尖与胸骨一起转动，以此在无痛范围内最大幅度地拉长左侧躯干回旋肌；治疗师右手经患者右臂向下绕至右肩前，左手放在患者左侧肩胛骨上，靠近内侧缘。牵伸方法：①治疗师指导患者开始缓慢地向左旋转，保持头部正中位，确保其回旋的力量是由躯干发出而不是靠肩部后推。治疗师施加对抗阻力，使其等长收缩6秒钟。②等长收缩后，患者放松并吸气，躯干保持在起始位置。③随着呼气，患者躯干更大幅度地右旋，保持头部中立位，脊柱拉长，以加强左侧躯干回旋肌的牵伸。④上述动作重复2~3次。

2. 腰方肌牵伸（以右侧为例）

起始姿势：患者左侧卧，背靠在床边缘，右腿过伸悬于床沿外。左腿尽力弯曲靠近胸部，保持其髋部正直位，右臂置于头上，以此来拉长右侧腰方肌；治疗师站在患者身后，手臂交叉，把左手放在右侧髂嵴处，右手张开放在胸腔侧面，协助患者完成右侧腰方肌等长收缩。牵伸方法：①治疗师开始指导患者，通过髋、肋互相靠近以收缩右侧腰方肌。躯干侧屈，同时臀部向上用力，等长收缩6秒钟。②等长收缩后，患者放松并吸气，躯干保持在起始位置。③呼气时，患者使其右足以更靠近地面，远离头部以增加对右侧腰方肌的牵伸。④上述动作重复2~3次。注意事项：如果患者侧卧时有腰部疼痛，可使腰部向前弯曲，同时保持右腿悬于床外来减轻不适感。

3. 背阔肌牵伸

起始姿势：患者俯卧，手臂过度伸展，并外旋（拇指朝上），以此拉长背阔肌至最大幅度；治疗师采用固定的前后弓步姿势，双手紧握住患者的手臂或手腕。牵伸方法：①治疗师指导患者开始试着缓慢地拉肘靠向身体两侧，并且手臂内旋。双侧背阔肌等长收缩，保持6秒钟。②等长收缩后，患者放松并吸气，躯干保持在起始位置。③呼气时，患者手臂向前伸展更远（远离足部），大拇指指向天花板，以更大幅度地外旋手臂，加强对背阔肌的牵伸。④上述动作重复2~3次。

4. 背伸肌群牵伸

起始姿势：患者坐在床边沿（或地板上），牵伸过程中膝部轻微屈曲，尽力依靠腹直肌和腰肌收缩上身向前倾斜，尽量保证背部伸直，保持头部与脊柱在一条线上，或可以收下颌靠向胸部，以在无痛范围内最大幅度地拉长背伸肌；治疗师将两只手放在患者腰部，以便施加阻力使背伸肌等长收缩。牵伸方法：①治疗师指导患者开始缓慢地伸展脊柱，使背伸肌等长收缩，利用背伸肌群力量伸展脊柱而不借助外力。②等长收缩后，患者放松并深吸气，保持脊柱在起始位置。③呼气时，患者收缩腹直肌和腰肌以更大幅度地屈曲，以加强背伸肌的牵伸力度。④上述动作重复 3～5 次。（图5-63）

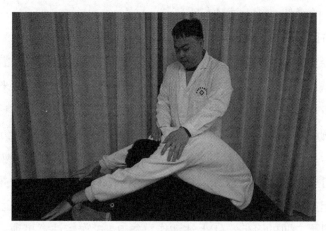

图5-63　背伸肌牵伸

第十节　支具和矫形器

支具指的是一类体外支撑装置，目前主要在四肢、骨骼肌、脊柱等结构出现损伤时使用，其目的在于改善患处的功能障碍程度，提高或恢复患处的功能，使之能够满足日常生活使用。矫形器是一类主要用于人体四肢和躯干等部位，并通过力的作用达到预防和矫正畸形、治疗骨关节及神经疾病、弥补因疾病造成的功能障碍的器械。通过使用支具和矫形器可以帮助患者改善功能障碍情况及生活质量，减轻痛苦，提高日常生活活动能力，降低社会和家庭的负担。目前相关研究者对支具和矫形器进行了大量研究，对支具和矫形器不断进行设计和创新，在保证有效性的同时获得更好的舒适性、方便性和智能性等。

一、支具

（一）支具的种类及应用价值

1.上肢支具

诸多运动项目会涉及上肢运动，因而在运动过程中上肢的运动损伤是很常见的，针对上肢运动损伤可以使用上肢支具进行干预和处理。按照作用力的差异可以将上肢支具分为两类，分别为静态支具和动态支具，两种类型支具的主要差异是作用不同，前者主要是将损伤的关节固定在功能位，以防止在恢复期发生过度运动使得损伤部位的恢复受到不利影响；后者的作用主要是防止关节畸形，控制损伤关节在非生理方向上的运动。上肢支具按照使用部位的不同还可以分为肘关节支具、肩外展支具、腕关节支具、掌支具、指关节支具等。

1）肩外展支具

肩外展支具依靠杠杆原理，使用万向轴调节方式使肩关节和腕关节保持在功能位，肘关节保持相应的屈曲角度。肩外展支具需要承担上肢的重量，依靠相应的支撑点，达到制动和固定的效果。使用该支具的过程中可以根据患者的治疗需要进行对肩关节的位置的任意调整。目前该支具主要适用于三角肌麻痹、上臂骨折、肩峰修复成形等疾病，肩关节脱位、骨折等运动损伤也是其适应证。

2）肘关节支具

肘关节支具分为静态肘关节支具和动态肘关节支具两类，静态肘关节支具主要用于矫正和预防肘部畸形、保持关节的功能位、固定损伤部位等。动态肘关节支具主要用于避免关节痉挛、保证功能位置等。

3）腕关节支具、掌支具、指关节支具

腕关节支具、掌支具、指关节支具分为制动性支具和功能训练型支具，功能训练型支具主要用于控制手指和手掌等关节的活动范围，以及针对功能进行相应的训练，以求达到最快的恢复效果。

2.下肢支具

下肢在运动过程中很容易发生损伤，如膝关节、踝关节等部位较易发生损伤。当前针对人体下肢部位的支具种类较多，其主要作用是帮助下肢（特别是患肢）承重，固定损伤部位以辅助其快速康复，同时具有预防和矫正畸形的作用。现在常用的下肢支具有足踝真空固定支具、数字卡盘调节式支具和前交叉韧带（ACL）/后交叉韧带（PCL）重建专用支具等。

1）足踝真空固定支具

足踝真空固定支具主要由两个部分组成：可固定的真空长靴和合成硬塑外壳。足踝真空固定支具具有很好的保湿性能，在使用过程中的透气性较好，有助于促进患者伤口愈合。足踝真空固定支具的抗弯强度与石膏相差不大。足踝真空固定支具包含了角度调节器，可以在使用过程中依据患者的实际情况，对踝关节的跖屈和背屈角度做出相应调节。足踝真空固定支具具有重新塑性并可以重新使用，在使用过程中，可以根据患者需求调整压力。

2）数字卡盘调节式支具

主要包含大腿固定件、数字卡盘及小腿固定件3个结构部分，其中数字卡盘又由关节活动底盘、调节盘和关节动作控制钮构成。数字卡盘调节式支具的优势在于可以保证患者正常肢体的运动功能，增加患者的肌力，促进滑液循环代谢，利于软骨营养，还能够防止并发症发作。

3）ACL/PCL重建专用支具

针对运动过程中出现的膝关节ACL/PCL前交叉韧带损伤问题，研究者们研究出了ACL/PCL重建术后专用支具，这种支具符合膝关节ACL/PCL的生物力学特点，可以较好地限制胫骨前移/后移，减少重建过程中韧带的应力，良好地保护损伤部位和移植的韧带，保证患者获得更好的治疗效果。

3. 脊柱支具

脊柱支具的主要应用价值在于限制脊柱的异常运动、减轻疼痛、降低患者椎体的载荷、稳定椎体，同时避免病情继续恶化。常见的脊柱支具有颈椎支具、脊柱侧凸矫形支具和固定性脊柱支具等。由于在运动过程中，颈椎较易发生损伤，因此颈椎支具的应用价值更大，这种支具可以减轻颈椎的负荷，减轻椎体等部位对软组织和神经的压迫，缓解疼痛。使用颈椎支具的适应证有颈椎间盘突出、颈椎骨折和韧带损伤等。

（二）支具使用注意事项

首先需要按照正确的佩戴方式进行支具佩戴，如果佩戴方式错误，不仅会影响到身体的生长，还会影响治疗效果。支具佩戴完成后，需要重视患者在后期使用过程中有无不舒服的地方，或者是否出现磨损、压迫皮肤的表现。此外，支具作为一种损伤干预方式，不同患者的治疗效果可能差异较大，如果没有治疗效果或者在佩戴支具后症状发生恶化，则可能是其支具治疗方式并不适合该患者，此时应当选择其他治疗方案。

二、矫形器

（一）矫形器的种类

矫形器是通过对人体某部位施加外力，以构成一个矫形器—身体力系统，两者共同作用，改变人体非正常的运动和承重模式起效的。根据装配部位，矫形器可分为脊柱和颅部矫形器、腹部矫形器、上肢矫形器、下肢矫形器和矫形鞋等。

（二）矫形器的功能

1. 支持和稳定

矫形器具有支撑身体结构、稳定关节的功能，通过使用矫形器可以限制关节的异常活动，同时保证人体合适的承重。

2. 固定和保护

通过对患肢和关节进行保护和固定，可以防止由于错误运动导致的进一步损伤，如保护用矫形鞋、骨折矫形器、小腿固定护套、踝足固定矫形器、大腿固定护套、模塑成型大腿固定托、髋固定矫形器均具有此功能。

3. 预防、矫正畸形

矫形器可以对肌力失衡或由于静力作用导致的骨或关节畸形进行外力矫正，并起到提前预防的效果，以使畸形向正常形态转变，如槌状指矫正托、鹅颈变形指矫正托、扣眼变形指矫正托、拇指外翻矫正器、足内/外翻矫正器均具有此功能。

4. 减轻轴向承重

矫形器可以帮助支撑人体的部分重量，减轻肢体或躯干纵向承重，降低身体负荷。

5. 减少站立、静态或步行中的肌肉反射性痉挛

有效降低人体损伤后发生肌肉痉挛的概率，如踝足矫形器可以防止脊柱损伤患者在步行过程中发生痉挛性马蹄内翻足，以改善足踝的运动功能。

6. 改进功能

矫形器可以改善患者的日常生活活动能力，如特别为脑卒中患者手部抓握功能而设计的手部矫形器等。

（三）矫形器的设计

矫形器的设计内容主要有功能设计、结构设计、模型设计及运动仿真等。

1. 功能设计

功能设计主要包括对患者进行需求分析和功能分析两部分。需求分析是要了解、分析患者的需求，指导后续步骤的进行。患者的需求包括生理需求和心理需求两方面。生理需求包括减轻疼痛、提高身体功能、安全舒适等方面。心理需求包括情感寄托、触觉和视觉上的舒适、安全感等。在对患者的需求进行了解之后，才能进行产品的功能分析，总结患者所需要的矫形器功能，以为矫形器设计做准备。

2. 结构设计

结构设计指的是确定矫形器的整体结构，通常把矫形器的结构分为固定式、活动式和可拆卸式等。固定式结构具有支撑、保护、固定和免荷的功能。活动式结构具有助行，辅助运动的作用。可拆卸式结构具有拆装方便的作用，主要适合不需要一直佩戴矫形器的患者使用。

3. 模型设计

模型设计涉及模型的获取和材料的选择。模型获取主要有两条途

径：第一条途径是对人体尺寸进行测量，之后得出患者的尺寸数据，并根据数据在电脑中绘制矫形器的三维模型；第二条途径是使用三维扫描的方式，直接在电脑中生成三维模型，通过对模型进行相应的修改和完善以得到最终的设计模型，也可以称这种方法为逆向建模技术。材料的选择主要依靠每个结构的功能来确定，如足下垂矫形器的主要材料采用碳纤维与聚乙烯（PE）塑料合制的材料，护腿垫采用网格状记忆海绵垫片等。

4. 运动仿真

运动仿真是为了保证矫形器可以按照设计的功能使用，对矫形器各部分进行仿真运动以确定是否存在运动干涉，如果存在则需要对各部件结构尺寸进行修改直到无干涉存在。同时需要对装配体进行有限元分析，若分析结果满足强度和刚度要求，则可进行矫形器的加工生产。

（四）矫形器的材料

1. 聚烯烃材料

聚烯烃是乙烯、丙烯或者高级烯烃等单体的聚合物的总称。此类材料的原料来源丰富、价格低廉、综合性能好，因而应用较为广泛。在矫形器领域，PE和聚丙烯（PP）使用率较高。PE具有强度较好、韧性优良、密度较低、机械性良好、可高温消毒等特点，因此成为矫形器领域很多产品的首选材料。与PE相比，PP的耐弯曲疲劳性较好，最适宜用来制作各种踝足矫形器。

2. 低温热塑材料

低温热塑材料的软化温度较低，在55～75℃人体可以接受的范围内进行塑形。目前低温热塑材料主要有聚己内酯（PCL）和反式聚异戊二烯（TPI）。低温热塑材料质量轻、穿脱方便、美观且透气性好、制作工序简单，在矫形器领域中主要用于为骨折患者制作夹板、为脑瘫后畸形足患者制作踝足矫形器、为腰痛患者制作硬性腰围和一些腕手矫形器等。

3. 半成品高分子纤维材料

半成品高分子纤维材料是由高分子纤维材料预制的大小和厚度不同的

材料片，根据不同肢体部位、形状和功能要求，用固化液浸泡后密封保存后制作而来的。半成品高分子纤维具有可随意成形、强度高、优良的韧性和透气性等特点。

4. 其他材料

其他用于制作矫形器的材料包括碳纤维复合材料、硅橡胶、聚氨酯等。

下 篇

第六章 上肢常见运动损伤

第一节 上肢常见骨折

一、锁骨骨折

（一）介绍

锁骨位于胸部前上方，呈S形。锁骨中段为S形的转折区，易发生骨折，因为此段为力学上的薄弱区。锁骨骨折是临床常见骨折，可发生在任何年龄段，占全身骨折的5.98%。

（二）病因病理

患者多有明显外伤史，摔倒时手掌、肘部或肩部触地，外力传导致锁骨发生骨折。近折端受胸锁乳突肌牵拉向上方移位；远折端受上肢重力及胸大肌牵拉向前内下方移位，移位严重者可损伤神经、血管。

（三）临床表现

（1）局部疼痛、肿胀。
（2）活动受限，上肢不能抬举，多用健侧手托住患侧肘部。
（3）畸形，可见双肩不等宽或患侧锁骨高突。
（4）骨擦音。
（5）神经血管受压。

（四）诊断

根据病因、临床表现结合X线检查一般可明确诊断，必要时需行计算机体层成像（CT）检查。

（五）治疗

对于一般锁骨骨折可考虑手法复位，后行绷带固定。锁骨骨折合并神经血管损伤，应尽早行手术治疗。

（六）功能训练

早期在挺胸下练习握球、屈伸肘关节。中后期可去除固定，自主行肩关节各方向活动至肩关节功能完全恢复。

二、肱骨髁上骨折

（一）介绍

肱骨髁上骨折为临床常见的骨折，多发于儿童，占上肢骨折的第三位，60%的肘部骨折为此损伤。常分为伸直型骨折及屈曲型骨折。肱骨髁上骨折并发症较严重，损伤后应当引起足够重视。

（二）病因病理

多有典型外伤史，伸直型骨折多见于高处坠落、不慎跌扑或滑倒时手掌触地，暴力经前臂传至肘关节；屈曲型骨折常见摔倒后肘关节着地，骨折断端移位严重者可损伤血管、神经等。

（三）临床表现

（1）肘部疼痛、肿胀。

（2）活动受限。

（3）畸形。

（4）骨擦音。

（5）肘后三角（肱骨内外上髁、尺骨鹰嘴之间形成的一个等腰三角形区）关系正常。

（四）并发症

（1）缺血性肌挛缩。主要原因为固定物过紧，出现手指过伸痛、桡动脉搏动消失、苍白、麻痹。

（2）神经损伤。源自局部压迫，以正中神经损伤多见。

（3）肘内翻畸形。

（五）诊断

根据病因、临床表现结合X线检查一般可明确诊断，必要时需行CT检查。

（六）治疗

（1）对于一般肱骨髁上骨折可考虑手法复位后行夹板固定。绷带应调整为适宜松紧度，避免神经血管受压迫而产生并发症。

（2）对于局部肿胀严重者，暂不宜手法整复，可行牵引或中药治疗，待肿胀消除后行手法复位。

（3）手法复位失败合并神经血管损伤甚至开放性骨折者可考虑手术治疗。

（七）功能训练

固定后即可做握拳伸指运动。3～4周在固定下行肘关节屈伸及旋转活动，被动屈伸肘关节。（图6-1）

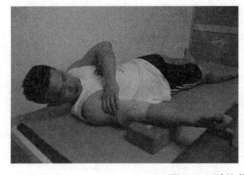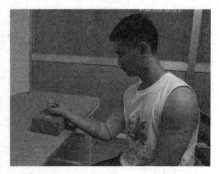

图6-1　肘关节屈伸活动

5周后肘关节前臂功能恢复，进行屈肘及伸肘肌力练习。（图6-2）

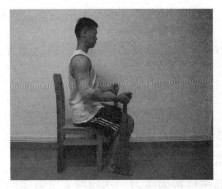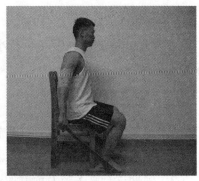

图6-2　屈肘及伸肘肌力练习

三、桡骨远端伸直型骨折

（一）介绍

桡骨远端伸直型骨折又称为柯莱斯骨折（Colles fracture），多发生于桡骨远端，是腕关节常见骨折，中年及老年多见，女性多于男性。

（二）病因病理

多有跌倒时腕背伸手掌支撑着地的受伤史，躯干向下的重力与地面向上的反作用力交集于桡骨远端而发生骨折，严重移位可形成畸形或三角软骨盘撕裂。

（三）临床表现

（1）腕部肿胀、疼痛。

（2）活动受限。

（3）骨擦音。

（4）银叉畸形。

（四）诊断

根据病因、临床表现结合腕关节X线检查可明确诊断，同时X线检查可明确骨折类型及移位程度。

（五）治疗

对于骨折可考虑手法复位后行小夹板固定。畸形明显及影响功能者，应采取手术治疗。

（六）功能训练

（1）早期应进行肩关节、肘关节、指间关节活动。

（2）中期可进行腕关节主动及辅助活动度练习。（图6-3）

（3）晚期进行腕关节及前臂的渐进性抗阻练习，达到腕关节可能的最大活动范围，恢复日常生活和工作。

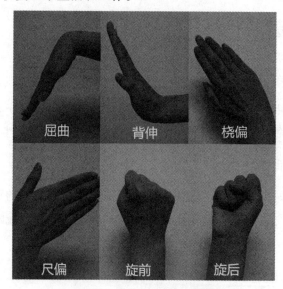

图6-3 腕关节主动活动度练习

第二节 上肢常见脱位

一、肩关节脱位

（一）介绍

肩关节脱位是临床最常见的脱位，肩关节的解剖结构决定了这个特点。肩关节骨性结构为球窝关节，因而具有较大的活动范围；关节囊前方较为松弛，具有一定灵活性，不利于肩关节的稳定；周围韧带较髋关节、膝关节薄弱；肩关节周围肌肉是主要稳定因素，一旦肌肉出现损伤或力量失衡，就失去了稳定性。多见于20~50岁的成年男性，常见于球类运动和摔跤运动等强力对抗项目。

（二）病因病理

肩关节脱位有明确的外伤史，多由传导暴力导致，新鲜脱位处理不及时，往往转变为陈旧性脱位，脱位通常可伴有骨折、关节附近肌肉损伤、腋部血管损伤及神经损伤。

（三）临床表现

（1）肩部疼痛。

（2）肿胀。

（3）弹性固定。

（4）活动障碍。

（5）方肩畸形，肩峰下空虚，常可在喙突下、腋窝处或锁骨下触及肱骨头。

（四）诊断

搭肩试验：患肢手掌搭在对侧肩关节上，患侧肘关节不能贴在胸壁为阳性。

X线检查可明确肩关节脱位的类型及是否合并骨折。

（五）治疗

对于新鲜肩关节脱位患者都可以考虑行手法复位，而手术治疗适用于手法复位失败或合并肱骨近端骨折等患者。

（六）功能训练

（1）增加关节活动度，伤后前6周避免肩关节过度活动。伤后2周内做手指和腕关节的伸屈活动和上臂等长收缩有利于减轻肿胀，伤后3周进行肘关节和肩关节屈伸活动。

（2）进行肩袖肌肉和肩胛骨稳定肌肉肌力练习。

（3）YWTL练习。将手臂伸直并向上抬起，呈"Y"形（拇指指向上方），将肩膀后缩下沉从"Y"位置将肘部向下，直到手臂形成"W"形，这将使肩胛骨更加靠近（拇指仍指向上方）。从"W"位置伸直手臂，双手向外伸出，形成一个"T"形（感觉上背部肌肉下方的肌肉收缩更多），保持双手伸直，拇指向上。然后将肘部从"T"位置向下移动，使每只手臂形成一个"L"形，这将让肩胛骨往中间更加靠拢。（图6-4）

（4）肩关节复位后可通过悬吊或其他装置固定其3~4周，使其得到休息，并且采用冰敷以减轻肿胀和关节疼痛。4~6周可解除外固定，全面练习肩关节活动。

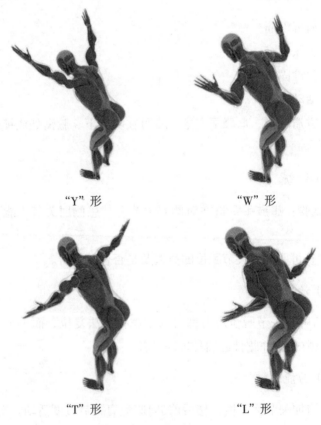

"Y"形　　　　　　　　　"W"形

"T"形　　　　　　　　　"L"形

图6-4　YWTL练习

二、肘关节脱位

（一）介绍

肘关节脱位是最常见的脱位之一，由于肘关节两侧侧副韧带较强，而前后壁相对较薄弱松弛，所以易出现前后方向的脱位。该脱位多发于青壮年，儿童和老年人少见。常见于投掷、举重、拳击等运动项目。

（二）病因病理

肘关节脱位有明确的外伤史，多由间接暴力导致，由于引起脱位的暴力多较剧烈，周围软组织损伤较重，合并神经、血管损伤的机会较大，甚至发生骨折。

（三）临床表现

（1）肘部疼痛。
（2）肿胀。
（3）畸形。
（4）功能丧失。

（四）诊断

（1）肘后三角关系异常改变。
（2）X线检查可明确诊断，是判断关节脱位类型和合并骨折及移位的重要依据。

（五）治疗

对于新鲜肘关节脱位患者都可以考虑行手法复位，合并骨折或复位失败，如无明显手术禁忌证，一般主张手术切开复位。

（六）功能训练

复位后早期控制疼痛和肿胀，维持上肢肌肉力量。中期逐渐增加肘关节活动度，提升上肢肌肉力量。后期继续提升上肢肌肉力量，改善肘关节活动度至可正常参与日常活动及工作。

第三节　上肢常见软组织损伤

一、肩袖损伤

（一）介绍

肩袖损伤指肩关节软组织受到挤压所产生的炎症反应。投掷、游泳、篮球、体操等长期需要使用上肢的运动项目，产生损伤后较难痊愈，易反复发作，从而影响训练及比赛。

肩袖肌群由冈上肌、肩胛下肌、冈下肌及小圆肌组成。肩袖的主要作用为悬吊肱骨，稳定肱骨头，协助三角肌外展上臂，内旋或者外旋肩关节。

（二）病因病理

多数患者曾有损伤史，如果未及时处理，继续引起损伤的动作，会形成慢性损伤，包括肌腱钙化、滑膜增生、韧带断裂、骨骼退行性变。

（三）临床表现

（1）肩痛，表现为肩前方持续性钝痛。
（2）肩关节活动受限，表现为前屈、外展及旋转的功能受限。
（3）肌肉的痉挛和萎缩。

（四）诊断

1. 理学检查

肩痛弧征：患者肩关节主动或被动外展在60°～120°时出现疼痛，小于60°和大于120°时，疼痛反而减轻或消失为阳性。（图6-5）

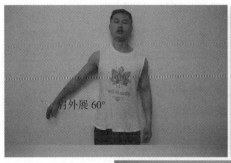
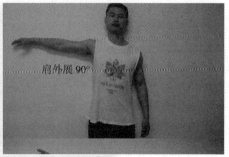
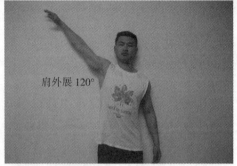

图6-5 肩痛弧试验

Hawkins撞击试验：检查者立于患者后方，使患肩关节内收位前屈90°，肘关节屈曲90°，前臂保持水平，检查者用力使患侧前臂向下致肩关节内旋，出现疼痛者为阳性。（图6-6）

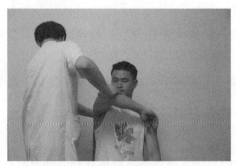

图6-6 Hawkins撞击试验

Lag试验：患者坐位，肩关节被动外旋至最大角度，撤去外力无法维持此位置而迅速内旋为阳性。（图6-7）

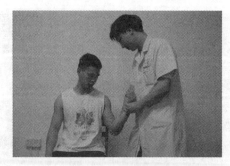

图6-7　Lag试验

Lift-off试验：患者取坐位，上肢内旋，手背部靠紧下腰背部，手心向后，患者不能将手背抬离下腰背部为阳性。（图6-8）

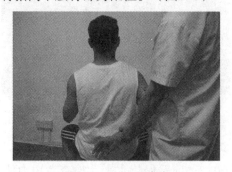

图6-8　Lift-off试验

2. 影像学诊断

（1）X线检查，一般无阳性改变，损伤晚期可见骨质硬化、肌腱钙化等改变。

（2）超声检查，可以提供非常清晰的肩袖影像，特别是肩袖撕裂，敏感性和特异性与磁共振（MRI）检查相当。

（3）MRI检查，是目前临床上常用的诊断肩袖损伤的方法。对软组织分辨率高，能多平面成像，可更为直观地观察肩袖肌腱。

（五）治疗

（1）急性损伤的患者应限制肩部活动，可采取冷敷等物理治疗手段减轻疼痛。

（2）慢性损伤的患者应适当通过功能训练与相关治疗手段相结合，以此增加活动范围及肌肉力量。

（3）保守治疗无效的患者，可采取关节镜等手术治疗方案。

（六）功能训练

（1）钟摆运动。患者站立，身体前倾，把一只手放在桌子上支持身体，让另一只手自由地垂直向下，像钟摆一样轻轻地摆动手臂向前转、向后转和环转。

（2）睡姿牵拉。患者侧卧，患侧在下，双腿微屈，保持稳定侧卧，患侧手臂向前屈曲，与躯干垂直，呈90°，患侧屈肘，使肘关节也呈90°，前臂与躯干平行。将健侧手压在患侧手腕上，发力将患侧手腕向床面压，感觉患侧肩部后侧稍有牵拉感，在终末位保持30秒左右，然后放松。每组重复8～10次，每天2组。

（3）夹肩胛骨练习。患者俯卧，缓慢将双肩向背部尽可能后缩，在顶点保持10秒，然后缓慢放下。注意在此过程中不要抬颈部。

（4）外旋负重练习。患者侧卧，健侧在下，健侧手臂枕于头下，患侧手持重物，肘关节屈曲90°，缓慢外旋，然后缓慢放下。注意在外旋过程中不要旋转躯干。（图6-9）

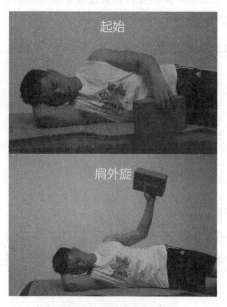

图6-9　外旋负重练习

（5）内旋负重练习。患者侧卧，患侧手臂在下，手持重物，肘关节屈曲90°，缓慢内旋，然后缓慢放下。注意在内旋过程中不要旋转躯干。（图6-10）

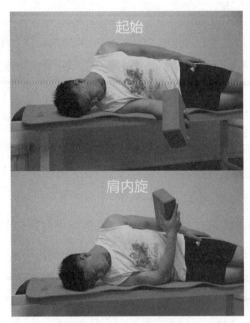

图6-10　内旋负重练习

二、肱二头肌长头肌腱腱鞘炎

（一）介绍

肱二头肌长头肌腱腱鞘炎，又称肱二头肌长头腱狭窄性腱鞘炎，多见于肩关节超常范围的转肩活动，如标枪、吊环、单杠、举重运动项目。

（二）病因病理

多数患者有肩部活动多、负担重或急性损伤史，肩关节的过度活动会使肱二头肌长头腱在结节间沟中滑动，产生磨损后导致相应损伤，肌腱出现退行性变，腱鞘增厚，肌腱不能正常滑动，最终肌腱与腱鞘形成粘连，导致腱鞘炎。

（三）临床表现

肩部有疼痛，可放射至三角肌止点及前臂前外侧。结节间沟部按压可出现锐利压痛点。

（四）诊断

肱二头肌张力试验（Speed试验）：患者肘关节伸直，前臂旋后，在前抬肩关节抗阻时，肩前部结节间沟产生局限性疼痛为阳性。（图6-11）

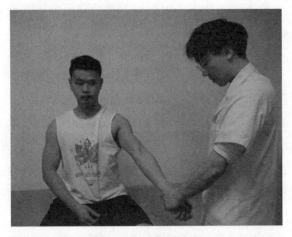

图6-11　Speed试验

肱二头肌抗阻力试验（Yergason试验）：患者肘关节屈曲90°，前臂旋前，患者做抗阻力旋后动作，肩前部结节间沟产生局限性疼痛为阳性。（图6-12）

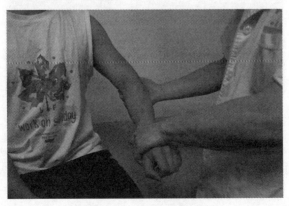

图6-12　耶尔加森试验

梳头试验：患者做梳头动作，即肩关节前屈、外展和外旋综合动作时出现疼痛和运动受限或不能运动为阳性。

（五）治疗

急性期的治疗主要以放松肱二头肌为主，减轻肌腱的张力，同时可以进行冷敷、体外冲击波治疗；有一部分患者可以进行关节内局部注射。

慢性期可以较重手法松解粘连，促进血液循环。在无痛或者最小疼痛范围内进行关节的活动和伸展，加强肩关节的肌力训练和稳定性训练，并可以进行肱二头肌拉伸动作。

（六）功能训练

功能训练为肱二头肌拉伸，主要有以下方式。

方式一：患者站在墙边，将一只手掌平贴在墙壁表面，大约与肩同高，慢慢地将身体的另一侧远离墙壁，直到感觉到拉伸后保持该姿势30秒。

方式二：患者坐在地板上，膝盖弯曲，双脚平放。将双手放在身后的地板上，指尖朝后，双臂伸直，慢慢地向前移动臀部，远离手，直到感觉到肱二头肌被拉伸，保持拉伸约15秒。（如图6-13）

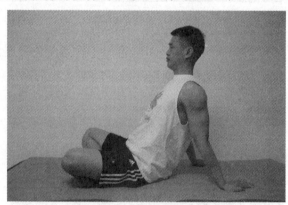

图6-13　肱二头肌拉伸（方式二示例）

方式三：背对平坦、升高的表面（如桌子或书桌）站立，将手背放在身后的表面上，让手掌张开并朝上，进入半跪姿势或弓步姿势，并保持拉伸30秒。（如图6-14）

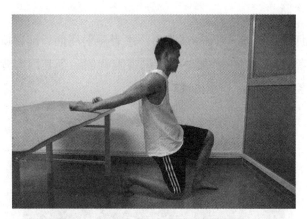

图6-14　肱二头肌拉伸（方式三示例）

三、肱骨外上髁炎

（一）介绍

肱骨外上髁区域是前臂伸肌总腱的附着处及旋后肌的附着点，反复地伸肘伸腕动作，使前臂伸肌总腱在肱骨外上髁的附着处产生慢性积累损伤。以肘关节外侧疼痛、旋转功能受限为主要临床表现。多见于网球、羽毛球等运动项目。

（二）病因病理

一般无明显外伤史，但多有长期伸腕动作负荷过度、过多的历史。最常见的是前臂伸肌反复用力牵拉引起的肌腱损伤，由于反复的损伤导致腱止点的血管增生、骨质增生以及肌腱钙化。

（三）临床表现

疼痛呈逐渐出现，开始时仅在做某一动作时出现肘外侧疼痛，后疼痛向上臂及肩部扩散，甚至影响睡眠休息。肱骨外上髁、桡骨头及肱桡关节间隙均可出现压痛。

（四）诊断

前臂伸肌紧张试验（Cozen试验）：患者患肘屈曲，前臂旋前，检查者一手托住患者肘部，另一手加外力于患者腕背侧，令其用力背伸腕关节，肱骨外上髁疼痛为阳性。（图6-15）

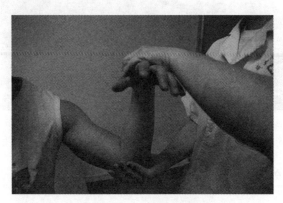

图6-15　Cozen试验

前臂伸肌牵拉试验（Mills试验）：患者肘、腕、指屈曲，检查者一手握住其手部，一手扶住肘关节，使前臂被动旋前，在逐渐伸直肘关节时出现肘关节外侧疼痛为阳性。（图6-16）

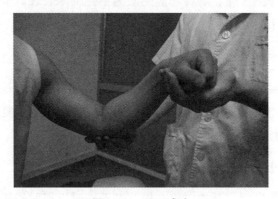

图6-16　Mills试验

（五）治疗

本病绝大多数用手法按摩、药物、针灸等综合治疗，可获得满意的效果。对少数治疗无效，严重影响工作、生活及运动训练者，可采用手术治疗。

（六）功能训练

（1）腕伸肌拉伸

初级动作：患者取坐位或站立位，患侧肘关节伸直且掌心朝内，保持此姿势，将腕关节向外侧偏并屈曲腕关节，另一只手对患侧手背进行持续性按压。（如图6-17）

中级动作：患者取站立位，患侧肘关节伸直，掌心朝内，手背顶住墙壁，保持此姿势，通过挤压墙壁，使腕伸肌获得持续的牵伸。

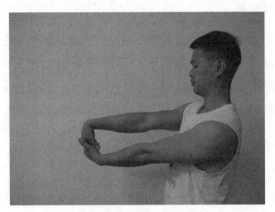

图6-17　腕伸肌拉伸（初级动作）

（2）腕屈（伸）肌力量训练。患者坐在凳子上，一脚踩住弹力带的一端，健手固定于大腿上。患手抓住弹力带另一端，腕关节在无痛范围内做屈伸运动。屈肌与伸肌训练交替进行。（图6-18）

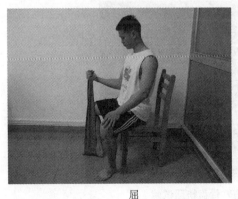

屈　　　　　　　　　　　伸

图6-18　腕屈（伸）肌力量训练

四、三角软骨盘损伤

（一）介绍

三角软骨盘是腕关节的一部分，参与前臂的旋转，对抗扭转应力。软骨盘的中心血供较少，如损伤发生于中央区域，则不易愈合。本病多见于体操、排球、乒乓球等项目，是常见的运动损伤。

（二）病因病理

损伤可是急性的，也可是慢性的。急性损伤常见于手背伸位手掌着地，如体操运动员跌倒时；慢性损伤见于长期腕背伸支撑下旋转，如鞍马、单杠转体动作。若旋转暴力和活动范围加大，可使三角软骨盘撕裂，甚至腕关节分离或脱位。

（三）临床表现

（1）疼痛，表现为腕关节尺侧疼痛。
（2）功能受限，腕关节乏力，握力减退，手旋转功能受限。

（四）诊断

三角软骨盘挤压试验：检查者一手握住患者患侧前臂远端，另一手握患手，使腕关节极度屈曲，旋前和尺偏形成旋转挤压的力量，腕关节尺侧出现疼痛为阳性。（图6-19）

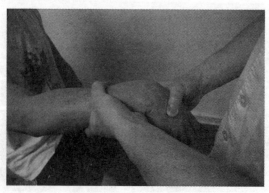

图6-19　三角软骨盘挤压试验

MRI检查：能很好地反映周围韧带及软组织损伤的情况，并使其成为诊断三角软骨盘损伤的最重要方法。

（五）治疗

症状轻微、不影响腕关节功能情况下可保守治疗，如戴护腕、理疗等。日常生活中注意保暖，尽量不要做危险动作，避免腕关节过度尺偏、旋转。若长时间症状不能缓解，影响腕关节功能，或者保守效果不佳者，可选择关节镜下治疗。

（六）功能训练

（1）腕关节主动活动度练习。手腕多方向自主运动（屈曲、背伸、尺偏和桡偏），早期关节活动可以避免关节粘连的情形发生。注意在这个阶段活动在无痛的范围内进行。

（2）腕关节肌力训练。主要是加强手腕周围的肌群，可以手拿弹力带进行屈伸等反复性肌力训练。注意在这个阶段活动在无痛的范围内进行。（图6-20）

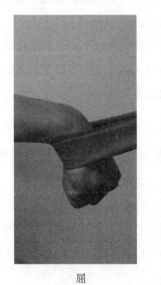

屈　　　　　　　伸

图6-20　腕关节肌力训练

五、腕及手部腱鞘炎

（一）介绍

腱鞘分为两层，两层内面光滑，中间腔隙中有少量滑液，运动时可减少两层间的摩擦。若长期反复活动引起肌腱与腱鞘过度摩擦，则会导致肌腱腱鞘炎。腕、手部腱鞘炎在体力劳动者和运动员中非常多见。

（二）病因病理

肌腱与腱鞘反复摩擦，导致腱鞘充血、水肿、增生、肥厚等，继而出现纤维管变性，管腔狭窄，腱鞘产生粘连。发病部位与运动项目有密切关系。

拇长屈肌腱鞘炎：常见于举重运动员。拇长屈肌腱行于掌骨头掌侧狭窄的腱鞘，长期摩擦可导致本病。

桡骨茎突部腱鞘炎：多见于小口径步枪、鞍马等运动员，以及长期长时间抱婴儿的妇女。此腱鞘为拇短伸肌和拇长展肌肌腱的总鞘，此管小无弹性，长期负担过重，久而久之可形成此病。

食指、中指、环指屈肌腱狭窄性腱鞘炎：多见于体操、举重等运动员，以及手工劳动者。此纤维鞘为屈指深肌和屈指浅肌肌腱的腱鞘，指屈伸时，两个肌腱相互摩擦，久之可引起腱鞘炎。

（三）临床表现与诊断

拇长屈肌腱鞘炎：拇指疼痛，常向腕部放射。严重时拇指屈伸困难，时有弹响。第1掌骨内侧局部有压痛，可触及滑动的结节。

桡骨茎突部腱鞘炎：桡骨茎突部及拇指周围疼痛，重者向前臂或肩部放射。拇指活动功能受限。可见桡骨茎突部轻度肿胀，压痛明显，并可触及米粒状结节。握拳尺偏试验：患者拇指屈曲，余四指握住拇指，再将腕尺偏，桡骨茎突部疼痛者为阳性。

食指、中指、环指屈肌腱狭窄性腱鞘炎：手指活动时疼痛，为局限性疼压痛，可出现弹响或交锁，形成"扳机指"，可触及滑动结节。

（四）治疗

早期需减少引起症状的手部动作，主要通过非手术治疗缓解症状，一般包括口服抗炎镇痛药物、外贴膏药、局部封闭治疗、针灸治疗、体外冲击波治疗及激光治疗等。

可以采用外固定支具固定患肢，减少局部活动，缓解肌腱在腱鞘内的摩擦，达到治疗目的。对于手及腕部的腱鞘炎，肌贴具有镇痛、放松肌腱的作用。非手术治疗无效者，可实施手术以松解或切除肌腱周围的覆盖组织。

（五）功能训练

（1）腕关节主动活动度练习和腕关节肌力训练（见三角软骨盘损伤）。

（2）指簧练习：患者手指伸直，五指聚拢，在五指指尖套一橡皮筋，用力使五指展开。

（3）握力练习：手握橡皮球，用力抓紧，并维持不动，坚持5秒，每组10次，每天3组。

第七章　下肢常见运动损伤

第一节　下肢常见骨折

一、髌骨骨折

（一）介绍

髌骨骨折又称膝盖骨破裂。髌骨骨折是常见的关节内骨折。

（二）病因病理

主要是由于在运动中，膝关节呈半屈曲位，髌骨受到股四头肌、髌韧带、股骨髁三者的作用而造成骨折；或是由于失足滑倒或从高处跌落导致膝关节跪地致伤。

（三）临床表现

大多有明显的外伤史；膝部疼痛、无力，不能主动伸膝，或不能站立；膝关节明显肿胀，有皮下瘀斑，可扪及髌前凹陷。

（四）诊断

根据病因、临床表现可考虑诊断，X线检查有助于确诊。

（五）治疗

（1）非手术治疗，手法整复并固定，口服药物以活血化瘀止痛。

（2）手术治疗，适用于手法复位失败，或分离大于3 mm的新鲜骨折，或陈旧性骨折。

（六）功能训练

早期进行股四头肌静力收缩、踝关节屈伸训练，中后期可做抗阻绷脚、抗阻勾脚训练。

（1）股四头肌静力收缩训练。患者仰卧，绷紧大腿肌肉10秒，然后放松10秒，共做5分钟。

（2）踝关节屈伸训练。患者仰卧，双腿伸直，屈、伸踝关节各10秒，然后放松10秒，一组6个，做4~6组。（图7-1）

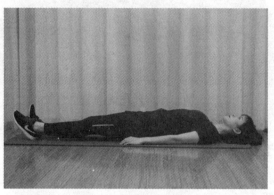

图7-1　踝关节屈伸训练

（3）抗阻勾脚训练。借助弹力带提供阻力，弹力带远端固定，近端套在患脚上，将脚从伸直位尽量用力勾到屈曲位，稍作停顿，慢慢放开，反复做20遍，休息30秒，共做4~6组，每天做1~2次。（图7-2）

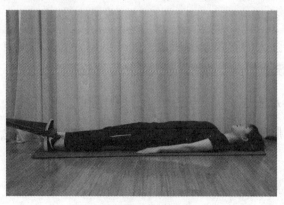

图7-2　抗阻勾脚训练

（4）抗阻绷脚训练。借助弹力带提供阻力，弹力带近端固定（手握），远端套在脚上，将脚从屈曲位尽量用力绷到伸直位，稍作停顿，慢慢放开，反复做20遍，休息30秒，共做4~6组，每天做1~2次。（图7-3）

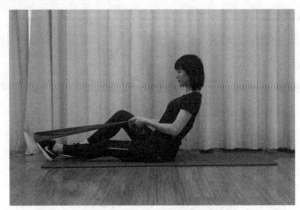

图7-3　抗阻绷脚训练

二、股骨干骨折

（一）介绍

股骨干骨折包括小转子下2~5 cm至股骨髁上2~5 cm的骨干骨折，约占全身骨折的6%。股骨下1/3骨折，由于血管位于骨折的后方，而且折端常向后成角，易刺伤该处腘动脉和腘静脉。

（二）病因病理

大多是由强大的直接暴力所致，如残奥越野滑雪项目中，运动员在高速的滑行中摔倒或撞到障碍物，强大的暴力导致股骨干骨折。

（三）临床表现

患肢局部肿胀，有剧烈疼痛，患肢活动障碍、短缩、成角畸形，局部可扪及骨擦音，假关节活动，骨传导音减弱或消失。

（四）诊断

严重的外伤史结合临床表现可诊断，X线检查可进一步确定骨折类型和移位方向。

（五）治疗

（1）非手术治疗，行牵引、手法复位后予以小夹板固定。

（2）手术治疗，对于非手术治疗效果不佳者，可行手术切开复位内固定术。

（六）功能训练

1周后可开始进行股四头肌静力收缩、踝关节屈伸训练（见髌骨骨折）。3周后可用健足支撑，双手扶床练习抬臀。

三、胫骨干骨折

（一）介绍

胫骨干骨折约占胫腓骨干骨折中的50%。胫骨干中、下1/3交界处骨折，常使骨滋养血管断裂，导致骨折局部血供较差，易导致骨折的延迟愈合。

（二）病因病理

多为不是很大的直接或间接暴力所致，直接暴力多发生横形或螺旋形骨折，间接暴力多致斜形或螺旋形骨折。

（三）临床表现

患侧小腿肿胀、疼痛，可出现小腿短缩、成角畸形。局部有剧烈压痛，纵向叩击痛明显，骨传导音减弱或消失。

（四）诊断

根据病因、临床表现可诊断，X线检查可明确骨折类型及移位程度。

（五）治疗

（1）非手术治疗，可行牵引、手法复位后予以小夹板固定。

（2）手术治疗，对于非手术治疗效果不佳者，可行手术切开复位内固定术。

（六）功能训练

1周后可开始进行股四头肌静力收缩、踝关节屈伸训练（见髌骨骨折）。3周后可进行屈伸膝关节及抬腿练习。4周后可进行扶拐不负重行走。

屈伸膝关节：患者取坐位，伸膝、屈膝交替，每组各6个，共4～6组。

抬腿练习：患者仰卧，双膝伸直，抬起患肢，不引起疼痛为度，维持10秒，每天10次。（图7-4）

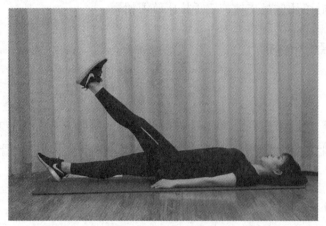

图7-4　抬腿练习

第二节　下肢常见脱位

下肢常见脱位，如髋关节脱位，其具体的介绍如下。

（一）介绍

根据在外力作用下脱出于髋臼的位置，髋关节脱位可分为前脱位、后脱位、中心性脱位，较常见的是后脱位。

（二）病因病理

多由强大的间接暴力所致，较常见的是髋关节后脱位，如在残奥越野滑雪项目中，运动员撞到障碍物，髋关节屈曲，外力作用于股骨远端前外侧，迫使大腿急剧内收、内旋，强大的冲击力使股骨头冲破关节囊向后上方移位。

（三）临床表现

髋关节后脱位主要表现为患髋疼痛、肿胀及功能丧失。髋关节呈屈曲、内收、内旋短缩畸形，弹性固定。腹股沟部触诊有空虚感，患侧臀部膨隆。

（四）诊断

根据病因，临床表现结合X线检查可确诊，X线片显示小转子变小或消失，股骨颈变短。

（五）治疗

（1）非手术治疗，采用手法整复，复位后将患肢伸直外展30°～40°，以皮肤牵引维持，重量为4～5 kg，牵引固定3～4周。在此期间内应避免患髋做屈曲、内收等动作。

（2）手术治疗，凡是手法复位失败者应早期施行手术切开复位。

（六）功能训练

复位后患者应在外固定体位下，屈伸活动踝关节，行股四头肌静力收缩训练（见髌骨骨折）；固定3周后，患者可在床上开始髋关节屈伸活动、扶拐行走；3月后负重锻炼。

髋关节屈伸活动练习：患者仰卧，检查者位于患者患侧，双手交叉抱住患者大腿，做屈髋运动，活动范围由小到大，循序渐进。患者俯卧，检查者位于患者患侧，一手压于患者髂后上棘，另一手握住患者小腿，做伸髋运动，活动范围由小到大，循序渐进。每组6个，共4～6组。

第三节 下肢常见软组织损伤

一、梨状肌综合征

（一）介绍

梨状肌综合征主要是由于梨状肌损伤压迫坐骨神经所引起的以一侧臀腿痛为主的病征。

（二）病因病理

多数患者有外伤史，部分患者有夜间受凉史。梨状肌损伤多由间接外力所致，如闪、扭、跨越、下蹲等动作即下肢外展、外旋或蹲位变直立时，使梨状肌拉长、过牵而损伤。梨状肌损伤后，局部可充血、水肿，或直接压迫坐骨神经引起相应的症状。

（三）临床表现

患者自觉患肢变短，走路跛行。臀部深在性疼痛，且向同侧下肢后面或后外方放射，偶有小腿外侧发麻、会阴部不适，走路时身体半屈。严重者臀部呈刀割样或烧灼样疼痛，双下肢屈曲困难，双膝跪卧，夜不能眠。增加腹压时，患肢窜痛加重。腰部一般无压痛点及明显异常，患侧臀肌呈紧张状态。梨状肌的投影区可触到深在的索样肌性隆起，此处压痛最明显。

（四）诊断

梨状肌试验：患者侧卧，呈健肢在下伸髋伸膝位，患肢在上屈髋屈膝60°。检查者立于患者正面，一手扶患者患侧髂嵴以固定骨盆，另一手在患膝外侧处向下按压，患者感觉梨状肌部有疼痛感或伴有下肢放射性疼痛为阳性。

结合患者病因、临床表现及梨状肌试验可诊断。

（五）治疗

（1）急性期可采用针刺配合手法治疗以解痉止痛，可局部外敷洛索洛芬钠凝胶贴膏消炎镇痛。疼痛较重者，可采用局部封闭治疗。

（2）慢性期可采用针刺、拔罐等理疗方法进行治疗。

（3）手术治疗，经非手术治疗无效、症状明显、诊断明确者，可考虑进行手术切断梨状肌，以解除坐骨神经压迫。

（六）功能训练

梨状肌伸展训练：患者仰卧，膝关节弯曲，双脚平放在床面上，将患侧的踝关节放于健侧膝关节上，检查者双手抱住健侧大腿后侧，并缓缓靠近躯干，直到感觉到臀部被拉伸。每次坚持30秒，重复6~8次。

二、大腿肌肉拉伤

（一）介绍

大腿肌肉拉伤包括股四头肌、股外侧肌、股内收肌、股后群肌拉伤，多发生在体育运动中，是常见的运动创伤之一。

（二）病因病理

大多发生于训练及比赛过程中做各种超生理范围的运动动作时，可由肌肉主动收缩和被动牵拉所致。

（三）临床表现

大腿肌肉疼痛，呈持续性胀痛，严重者不敢行走。局部可有明显肿胀和皮下瘀斑。伤处压痛明显，肌肉发紧，有时能触及硬结。完全断裂者可摸到凹陷。受伤肌肉抗阻试验阳性。

（四）诊断

结合患者病因、临床表现可诊断。

（五）治疗

急性期以休息为主，可采用冷敷，局部外敷洛索洛芬钠凝胶贴膏消炎镇痛。慢性期可采用针刺、推拿等治疗方法。

（六）功能训练

应加强相应下肢肌肉肌力训练，如伸膝抗阻训练，患者坐位，双腿屈曲，弹力带一端脚踩固定，另　端置于踝关节或小腿前方提供阻力，患者对抗阻力完成伸膝动作。每组6次，每天4～6组。（图7-5）

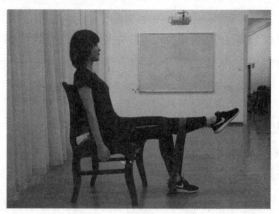

图7-5　伸膝抗阻训练

三、膝关节半月板损伤

（一）介绍

膝关节半月板损伤是最常见的膝关节损伤之一，多见于残奥速度滑冰、滑雪等项目的运动员。

（二）病因病理

半月板损伤主要是由间接暴力引起的。当膝关节伸直时，半月板被股骨髁推挤向前；屈曲时，半月板则向后移动。若运动中膝关节动作突然改变，半月板来不及滑移，就会使半月板在股骨髁和胫骨平台之间发生剧烈的研磨，即引起损伤，如在自由滑雪落地动作中，若落地时机不恰当，使膝关节在屈伸的同时又有外展外旋或内旋内收的动作，这就可导致半月板损伤。

（三）临床表现

患者膝关节突然旋转扭伤或跳起落地时扭伤，伤后立即出现疼痛，诉关节一侧痛或后方痛，位置较固定，且逐渐肿胀。患者感到肌肉无力控制关节，出现"打软腿"，常有突然跪倒的趋势。部分患者会出现活动中突然发生膝关节伸直障碍，产生关节交锁。膝关节间隙压痛，压痛点恒定在伤侧。

（四）诊断

以下检查有助于诊断。

1. 理学检查

（1）膝关节过伸试验：患者仰卧，检查者一手固定患侧股骨远端，另一手抬起足跟使膝过伸，出现膝关节前缘疼痛提示仰半月板前角损伤。

（2）膝关节过屈试验：患者仰卧，被动极度屈曲膝关节出现疼痛，提示半月板后角损伤。

（3）膝旋转挤压试验：患者仰卧，屈髋屈膝，检查者一手握患肢踝足部，另一手扶膝上，使小腿内收、外旋，两手协调配合使膝缓缓伸直，在伸直过程中，如感到关节内有响声并出现疼痛，即表示内侧半月板损伤，如果将以上方法反方向进行，外侧出现疼痛和弹响，即外侧半月板损伤。

2. 影像学检查

膝关节MRI检查是目前无创性诊断半月板损伤准确率较高的工具，可清晰地显现关节结构的层次。

3. 关节镜检查

对半月板破裂具有主要诊断价值，同时可在关节镜下行半月板部分或全部切除。

（五）治疗

急性期可采用推拿手法以放松肌肉、理筋解锁，同时局部外敷活血化瘀药物。慢性期可采用推拿手法以舒筋活络，也可行针刺治疗、超短波治疗、超声波治疗等。

（六）功能训练

功能训练注重增加下肢肌肉力量，可采用伸膝抗阻训练（同大腿肌肉拉伤），提高膝关节稳定性。应严格避免重复损伤动作，以免再次损伤，影响愈合。

四、膝关节前后交叉韧带损伤

（一）介绍

膝关节前后交叉韧带损伤是常见而又严重的运动损伤，治疗不当将导致膝关节不稳而引起一系列后遗症，严重影响膝关节运动功能。膝关节前后交叉韧带损伤多发生于滑雪等项目。

（二）病因病理

残奥越野滑雪运动中做回转动作时，膝关节处于屈曲的状态，交叉韧带处于松懈的状态，膝关节内部的挤压力在外界负荷增大的情况下逐步加大，超过生理极限时会引发损伤。自由滑雪在做落地动作时，强大的伸肌肌力将胫骨向前方拉动，加上身体着陆时有旋转动作，可造成前十字韧带断裂。后交叉韧带损伤的因素常见于膝部扭转、撞击、高处坠落等强大暴力导致的膝关节过伸。

（三）临床表现

患者多有膝关节明显的急性损伤史，并且暴力较大。受伤时可闻及响声，同时患者可自觉关节内有撕裂感，随后即刻因膝关节软弱无力倒地，关节剧烈疼痛，膝关节肿胀，关节功能障碍。后交叉韧带损伤后，膝关节还有后脱位倾向。

（四）诊断

诊断以临床表现为主，以下检查有助于诊断，其中以MRI检查和关节镜检查诊断价值较大。

1. 理学检查

（1）膝关节前抽屉试验：患者仰卧，屈髋45°，屈膝30°或90°，小腿呈中立位，检查者以臀部压住患者足背以固定，双手抱住患者小腿上端向前拉。若胫骨近端向前活动度加大则为阳性，表明前交叉韧带损伤。

（2）膝关节后抽屉试验：患者仰卧，屈髋45°，屈膝90°，检查者在固定骨盆和足部的情况下向后推胫骨近端，如果能将胫骨向后推1 cm，则为阳性，表明后交叉韧带损伤。

2. 影像学检查

（1）X线检查：X线平片可显示因韧带牵拉而造成的在胫骨髁间韧带附着处的撕脱骨折。应力X线片，正位应力片测量膝关节内、外侧间隙的改变。侧位应力片测量股骨后缘与胫骨后缘的距离，一般达5 mm时可诊断为前交叉韧带或后交叉韧带损伤。

（2）MRI检查：其可清楚显示前、后交叉韧带损伤的部位和程度，以及是否合并其他关节内外结构的损伤，是目前诊断交叉韧带损伤的最好的无损伤性检查。

（3）关节镜检查：其可见前、后交叉韧带部分断裂或完全断裂，以及断端的出血或血凝块，目前关节镜被认为是诊断关节内结构损伤的金标准。

（五）治疗

1. 韧带部分断裂

急性期尽快消除关节积血，行关节穿刺抽净积血，绷带包扎并以铁丝托板或石膏托加厚棉花固定伤膝于屈曲20°～60°位6～8周，可外敷药物。

慢性期外敷药物，配合理疗、功能训练等。

2. 韧带完全断裂

对于运动员而言，应考虑交叉韧带重建手术。

（六）功能训练

对于膝关节前后交叉韧带损伤的运动员应进行正规而系统的伤后训练，在医生的指导下，按运动处方循序渐进进行功能训练。前交叉韧带损伤后，早期不宜进行充分的伸膝练习或单独训练股四头肌，因其可使胫骨前移，增加新愈合韧带的张力。应重点训练腘绳肌。康复后期要避免下坡跑，应加强膝关节灵敏度的训练，如折返跑练习。可采用腘绳肌肌力训练，患者俯卧位，利用弹力带进行抗阻屈膝训练。一组6个，每天4～6组。（图7-6）

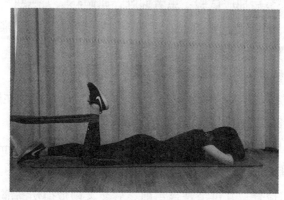

图7-6　腘绳肌肌力训练

对于后交叉韧带损伤患者，应重点训练股四头肌，可进行伸膝抗阻训练。后期应加强膝关节灵敏度的训练。

五、髌骨周缘腱附着处损伤

（一）介绍

髌骨周缘腱附着处损伤是一种股四头肌腱、髌腱及伸膝腱膜在髌骨附着处的慢性损伤，又称跳跃膝、髌腱腱围炎，多见于残奥滑冰、滑雪等项目的运动员。

（二）病因病理

急性损伤多是由于在猛力跳跃时，髌骨周缘腱受到了超过本身负荷的力，可损伤髌腱和股四头肌腱，甚至出现小的骨折。慢性劳损多与运动员长期大量专项训练，反复牵拉髌腱及股四头肌腱在髌骨的附着处引起血供障碍而损伤。

（三）临床表现

患者主要在半蹲位运动、上下楼梯或起跳发力、急停时感膝前疼痛或突然打软。常感膝酸软乏力，严重者行走和休息时也感疼痛。检查时以髌尖区、髌底缘指压痛最多见。

（四）诊断

伸膝抗阻试验：患者屈膝位，主动伸膝时，检查者轻按小腿施加伸膝阻力，出现髌腱、股四头肌肌腱在髌的附着部疼痛为阳性。。X线检查早期除髌腱阴影加宽外，无骨质改变；晚期髌尖或髌骨上缘骨质非关节软骨部分延长、增生，髌骨下极骨质疏松，有絮状或块状钙化影。

（五）治疗

急性期适当制动，停止跑跳等动作，局部外敷洛索洛芬钠凝胶贴膏镇痛。慢性期可采用推拿、针刺、物理治疗等。若疼痛较重影响比赛及训练者可采用局部封闭治疗。

（六）功能训练

可进行股四头肌静力收缩、抗阻训练。除此之外，可练习弓步桩，即伤肢屈曲70°～80°，躯干挺直，每次5～30分钟，以膝关节有酸胀、发热感觉为宜。（图7-7）

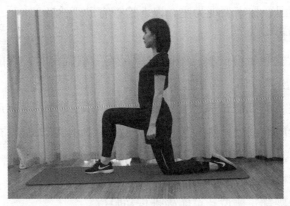

图7-7　弓步桩

六、踝关节韧带损伤

（一）介绍

踝关节韧带损伤在日常生活和体育运动中非常多见，发病率在各关节韧带损伤中占首位。

（二）病因病理

患者多有明显的踝足突然旋后（足内翻）或旋前（足外翻）扭伤史。踝关节由于存在解剖结构的弱点，如果运动员在运动中缺乏自我保护的应变能力，如残奥高山滑雪站姿运动员腾空时不能很好地控制速度和空中身体平衡，落地时重心不稳，足内翻或足外翻着地，就很容易导致扭挫伤。

（三）临床表现

损伤后踝关节外侧或内侧疼痛，走路和活动关节时最明显。踝关节外侧或内侧出现迅速的局部肿胀。在伤后2~3天可出现皮下瘀斑。损伤局部有明显压痛。

（四）诊断

诊断以病因、临床表现为主，以下检查有助于诊断。

1. **理学检查**

踝旋后试验和旋前试验：被动将踝足旋后或旋前时，踝的外侧或内侧相应损伤部位出现疼痛，为阳性。

距小腿关节前抽屉试验：检查者一手握小腿，另一手握足跟呈踝稍跖屈位，使距骨向前错动，如果距骨有明显前移为阳性，说明有距腓前韧带和跟腓韧带断裂。

2. **影像学检查**

（1）X线踝部正侧位片可明确骨折和脱位。

（2）MRI检查可显示局部的水肿以及韧带撕裂或断裂。

（五）治疗

固定患肢，对于踝关节韧带完全断裂者，伤后固定踝关节。旋后位受伤将足固定在旋前位；旋前位受伤将足固定在旋后位。伤后1~2天在固定下进行功能训练，3~4周解除固定。局部可外敷中药以活血化瘀镇痛。急性期应抬高患肢，固定休息。肿痛减轻后，即应在粘膏支持带或弹力绷带固定下着地行走。1~2周进行肌肉力量练习。

（六）功能训练

加强踝关节肌肉力量练习，增加踝关节的稳定性和协调性。可进行抗阻勾脚、抗阻绷脚训练（同髌骨骨折），配合以下训练。

（1）抗阻外翻训练，患者取坐位，膝关节屈曲，双腿、膝关节、足跟并拢，脚面稍绷直，弹力带一端固定，另一端套在患脚上，患脚用力外翻，稍作停顿，慢慢放开，反复做20次，休息30秒，共做4~6组，每天1~2次。（图7-8）

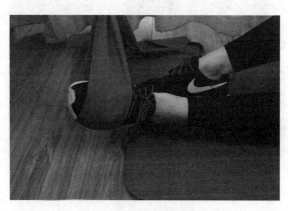

图7-8　抗阻外翻训练

（2）抗阻内翻训练，患者取坐位，膝关节屈曲，双腿、膝关节、足跟并拢，脚面稍绷直，皮筋或弹力带一端固定，另一端套在患脚上，患脚用力内翻，稍作停顿、慢慢放开，数量同上。（图7-9）

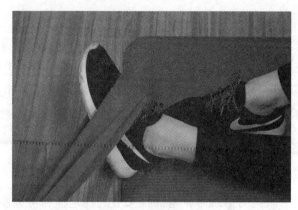

图7-9 抗阻内翻训练

（3）单腿站立训练，单腿站10～30秒，如果需要可以用椅子支撑。可先站在地面稳定平面上，随后可加大难度闭眼或站在不稳定平面上，如平衡垫上。（图7-10）

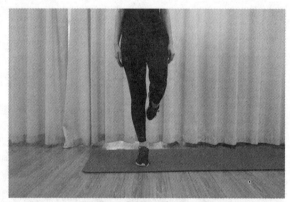

图7-10 单腿站立训练

七、跟腱断裂

（一）介绍

跟腱断裂分为完全断裂和部分断裂，断裂部位以跟腱中部腱止点上2～6 cm处最多。

（二）病因病理

有明显的受伤史，间接暴力的猛烈牵拉是最常见的原因在跑跳运动中，小腿三头肌猛烈收缩，使踝关节由背伸位突然跖屈，可引起跟腱断裂。

（三）临床表现

受伤时有断裂声及踢伤感或石击感。伤后随即出现局部疼痛，足跖屈无力，活动受限，跛行。

部分断裂者伤部肿胀、皮下瘀斑，压痛明显。踝关节被动背伸疼痛加重，不能踮脚。踝关节抗阻跖屈试验肌力减弱。

完全断裂者主动背伸踝关节时，跟腱部正常硬度消失，断裂处能见到凹陷，触之有空隙。汤普森试验阳性。

（四）诊断

汤普森试验：患者俯卧，两足置于床沿外，检查者用力捏小腿三头肌肌腹，正常情况下，踝于捏肌肉时立即跖屈，跟腱完全断裂时，捏小腿三头肌肌腹时，踝关节不动为阳性。

（五）治疗

（1）部分断裂，伤后立即冷敷，伤部外敷药物，并将膝、踝关节固定在各屈曲30°位。3～4周解除固定后进行功能训练，并配合按摩治疗。

（2）完全断裂和开放性断裂，应尽早进行跟腱修补缝合术。术后将膝、踝关节固定于屈曲20°～30°位，4～6周解除固定后进行功能训练，配合按摩手法。

（六）功能训练

（1）第一期（术后1天至5周），股四头肌静力收缩练习（见髌骨骨折）、足趾运动。

足趾运动：足趾做背伸、跖屈运动，每组各6次，共4～6组。

（2）第二期（术后6周至3个月），踝关节屈伸活动、提踵。（图7-11）

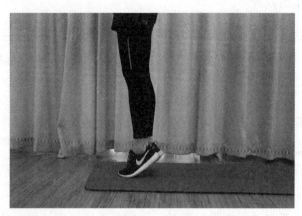

图7-11 提踵

（3）第三期（4个月以后），可开始部分专项训练，如垫上运动、原地小翻、中速跑。

第八章　脊柱常见软组织损伤

第一节　颈椎病

一、介绍

颈椎病是颈椎间盘退行性变、颈椎骨质增生所致邻近组织（脊髓、神经根、椎动脉、交感神经等）受累而引起的一系列临床症状的总称，又称为颈椎综合征。常见于体操、游泳、排球等运动项目。发病率随年龄增加而增加，男性发病略高于女性。其发生与过多的颈部劳损有关。

二、病因病理

颈椎位于缺少活动的胸椎和具有一定重量的头颅之间，因头部配有特殊的感觉器官（眼、耳等），所以要求颈椎有较大的活动度，因此颈椎易劳损，是颈椎病的主要诱发原因。由于颈椎生理性前凸的存在和其下部为比较固定的胸椎，故第4～6颈椎为最易劳损的部位。以颈椎间盘和椎体的退行性改变为主，涉及椎间关节、韧带、肌肉等组织结构的相应改变，如①颈椎间盘变性，继发椎间隙变窄，小关节错位，椎体半脱位，产生骨赘。②脊椎的钩突关节发生骨赘，伸入椎间孔压迫神经根，或伸入椎动脉孔内压迫椎动脉，引起脑供血不足的各种症状，如头晕、头痛、晕厥等。③压迫脊髓前动脉，因缺血产生脊髓前角细胞及椎体束损害，造成运动障碍。④黄韧带肥厚压迫脊髓和神经根。⑤神经根部粘连。

三、临床表现及诊断

颈椎病分型较复杂，有神经根型颈椎病、脊髓型颈椎病、椎动脉型颈椎病、交感神经型颈椎病、食管压迫型颈椎病、颈型颈椎病。

（一）神经根型颈椎病

（1）具有较典型的根性症状（麻木、疼痛），且范围与颈脊神经所支配的区域相一致。

（2）压头试验或臂丛牵拉试验阳性。

（3）影像学所见与临床表现相符合。

（4）痛点封闭无效。

（5）除外颈椎外病变如胸廓出口综合征、腕管综合征、肘管综合征、肩周炎等所致以上肢疼痛为主的疾病。

（二）脊髓型颈椎病

（1）临床上出现颈脊髓损害的表现。

（2）X线检查显示椎体后缘骨质增生、椎管狭窄。影像学证实存在脊髓压迫。

（3）除外肌萎缩型脊髓侧索硬化症、脊髓肿瘤、脊髓损伤、多发性末梢神经炎等疾病。

（三）椎动脉型颈椎病

（1）曾有猝倒发作史，并伴有颈性眩晕。

（2）旋颈试验阳性。

（3）X线检查显示椎体节段性不稳定或枢椎关节骨质增生。

（4）多伴有交感神经症状。

（5）除外眼源性、耳源性眩晕。

（6）除外椎动脉1段（进入颈6横突孔以前的椎动脉段）和椎动脉3段（出颈椎进入颅内以前的椎动脉段）受压所引起的基底动脉供血不足。

（7）手术前需行椎动脉造影或数字减影椎动脉造影，观察动脉迂曲、变细或受压等现象。

（四）交感神经型颈椎病

临床表现为头晕、眼花、耳鸣、手麻、心动过速、心前区疼痛等一系列交感神经症状，X线检查显示颈椎有失稳或退变。椎动脉造影阴性。

（五）食管压迫型颈椎病

颈椎椎体前鸟嘴样增生压迫食管引起吞咽困难（经食管钡剂检查证实）等。

（六）颈型颈椎病

颈型颈椎病也称局部型颈椎病，是指具有头、肩、颈、臂的疼痛及相应的压痛点，X线检查显示没有椎间隙狭窄等明显的退行性改变，但可以有颈椎生理曲线的改变、椎体间不稳定及轻度骨质增生等变化。

四、治疗

（1）患者取坐位或仰卧位，颌枕带行颈椎牵引，头部前倾10°～30°，牵引重量3 kg开始。

（2）按摩：患者取坐位或俯卧位，检查者在颈后及肩胛区，作揉捏、弹拨等手法，使颈部肌肉充分放松，检查者双手掌分别托住患者枕部和下颌部，用力向上牵引数次，轻稳地左右旋转扳动颈部各1次；最后用揉捏和表面抚摩手法结束。每日治疗1次，每次约15分钟，手法不可过重，推拿以后以患者轻松舒适为宜。辅以针灸、封闭等治疗方法。（图8-1）

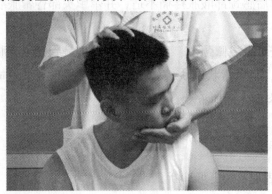

图8-1　按摩

（3）手术治疗。下列三种情况者可考虑行手术治疗：①患颈椎病经系统的非手术疗法治疗无效者。②患者的脊髓压迫症状渐进性加重，影响工作和生活者。③症状突发，经确诊为颈椎病，并经短期非手术疗法治疗无效者。手术方式有前路手术、前外侧路手术和后路手术等。

第二节 落枕

一、介绍

落枕又称"失枕"，是一种骨科常见病，好发于青壮年，以冬春季多见。落枕的常见发病经过是入睡前并无任何症状，晨起后却感到项背部明显酸痛，颈部活动受限，这说明起病与睡枕及睡眠姿势有密切关系。

二、病因病理

可因睡卧之时，枕头过高或过低，睡眠长时间姿势不正，致使一侧筋肉处于过度牵拉扭转所致。

三、临床表现

（1）患者有睡眠时颈部姿势不当，颈部肌肉牵拉受损史。

（2）晨起后感颈部酸胀疼痛不适，并牵掣头部昏晕胀痛，颈部强硬，活动受限。

（3）检查可见患侧颈部、背部肌肉（特别是胸锁乳突肌、斜方肌、菱形肌等）紧张，呈条索状硬块，有明显压痛。颈部前屈或向健侧旋转时，因牵拉受损肌肉而疼痛加重。

四、诊断

根据临床表现及病史可诊断。

五、治疗

本病治疗以按摩治疗为主，配合针灸治疗、功能锻炼等。患者取坐位，检查者以揉、揉捏、滚等手法在患者颈部和肩胛部肌肉自上而下进行按摩3～5分钟，同时交替指针风池、肩井、天宗等穴，然后提弹患侧肩部肌肉数次，并向左右前后旋转和摇摆数次；也可试用拔伸牵引或扳法，最后以抚摩结束。在按摩或针刺后，局部叮加用超短波疗法、红外线疗法或热敷等治疗。

第三节　腰背肌筋膜炎

一、介绍

腰背肌筋膜炎是指因寒冷、潮湿、慢性劳损使腰背部肌筋膜及肌组织发生水肿、渗出及纤维性变，而出现的一系列症状。

该病在运动员中非常多见，占腰痛患者的 60%，发病后影响运动员训练及成绩提高，有的病情严重者常需长期休息。筋膜覆盖于斜方肌及背阔肌的部分较薄，包绕骶棘肌的筋膜却很厚，称为腰背筋膜，分为深浅两层，浅层起自胸腰骶椎的棘突和棘上韧带，下缘止于髂骨嵴，外缘止于肋骨角；深层分隔骶棘肌与腰方肌，向内附着于腰椎横突，向上附着于第12肋下缘，向下附着于髂嵴。深浅两层在骶棘肌的外侧会合构成骶棘肌鞘。

二、病因病理

病因迄今尚未完全明确。运动员平日身体健康，多系急性扭伤腰部后治疗不彻底即投入训练或逐渐劳损所致。另外，训练中出汗受凉也是其重要病因之一。部分学者认为腰部筋膜下的脂肪疝是该病的病因之一，并认为腰背筋膜下的脂肪组织有一基本分布区与腰痛时的敏锐压痛点有关。其他部分学者发现本病的敏锐压痛点及串麻现象与周围神经的分布有关。颈、胸及腰部脊神经的后支支配腰背部长短的固有肌及皮肤，与腰背项痛有关。

三、临床表现

（1）主要表现为腰背部弥漫性钝痛，尤以两侧腰肌及髂嵴上方更为明显。

（2）局部疼痛、发凉、皮肤麻木、肌肉痉挛和运动障碍。疼痛特点是晨起痛，日间轻，傍晚复重，长时间不活动或活动过度均可诱发疼痛，病程长，且可因劳累及气候变化而发作。

（3）查体时患部有明显的局限性压痛点，触摸此点可引起疼痛。可触到肌筋膜内有结节状物，此结节称为筋膜脂肪疝。以普鲁卡因痛点注射后疼痛明显减轻或消失。

四、诊断

临床表现结合影像学检查可诊断，X线检查多无异常，必要时行MRI检查。

五、治疗

可采用按摩、针灸疗法、封闭疗法等。

第四节　腰肌劳损

一、介绍

腰肌劳损指腰部肌肉及筋膜与韧带经常、反复地受到牵扯或持续处于紧张状态，使其组织结构产生微细变化，并逐渐积累形成的慢性损伤;或急性腰扭伤后未获得及时有效的治疗而转为腰肌劳损。

二、病因病理

常见原因为腰部长期过度负重造成长期腰部姿势不良，使腰部肌肉、筋膜和韧带持久地处于紧张姿态。急性腰部软组织损伤因诊治失当、反复损伤，迁延日久，不能使受损组织正常修复而变形等。

腰肌劳损可分为腰肌筋膜劳损、棘上韧带劳损、第3腰椎横突综合征等。

腰肌筋膜劳损是指腰部肌肉、筋膜的慢性劳累性损伤。常见于腰部肌肉筋膜急性损伤以后，没有及时治疗或治疗不当与不彻底，使肌肉筋膜粘连；腰部活动过多、负荷过重、长期弯腰工作、风寒湿侵袭以及腰椎先天畸形等也可引起。

棘上韧带劳损又称棘上韧带炎。主要原因是腰部经常过度前屈，韧带反复受到牵张而发生疲劳性损伤。病变部位可见出血、渗液。

第3腰椎横突综合征是以第3腰椎横突部位明显压痛为特征的慢性腰痛，第3腰椎位于腰部各脊椎的中心，活动度较大，两侧横突较长。横突上有腰大肌和腰方肌的起点，并有腹横肌、背阔肌的深部筋膜附着，腰部肌肉强力收缩时，此处受力最大，易自附着点撕裂致伤。若长期过度牵拉，可形成末端病变，亦称第3腰椎横突炎。

三、临床表现

（1）主要症状是腰腿痛，疼痛性质以酸痛和钝痛为主，可向下牵涉臀部、大腿后外侧，一般不超过膝关节。工作劳累后、久站久坐后腰部有酸胀感。

（2）压痛点多在第5腰椎和第1椎之间、髂嵴后1/4和竖脊肌与骶骨附着处、第3腰椎横突部、棘突尖、棘上韧带止点或棘间韧带。

（3）部分患者压迫第3腰椎横突尖部可引起同侧下肢放射痛。

（4）直腿抬高试验（见"腰椎间盘突出症"部分）一般多为阴性，少数患者可出现阳性，加强试验为阴性。以1%利多卡因局部封闭，疼痛可明显减轻或消失。

四、诊断

根据病因及临床表现可确诊。X线检查多无明显异常。

五、治疗

首先应去除劳损的病因，加强预防，多采用按摩手法、针灸、药物治疗。按摩先从背部至臀部大面积抚摩，再由上而下在脊柱两旁做推、揉、按压、搓、滚等手法，力量由轻到重。以掌根按摩第2～3腰椎旁，并从上而下用手掌施行擦法，直到皮肤发热。此外，可在压痛点和硬结处用拇指做弹拨等强刺激手法，做侧卧位扳法或屈腿、屈腰法扳腰。

第五节 腰椎间盘突出症

一、介绍

腰椎间盘突出症是较为常见的疾病之一，主要是因为腰椎间盘各部分（髓核、纤维环及软骨板），尤其是髓核，有不同程度的退行性变后，在外力因素的作用下，椎间盘的纤维环破裂，髓核组织从破裂处突出或脱出，导致相邻脊神经根遭受刺激或压迫，从而产生腰部疼痛，一侧下肢或双下肢麻木、疼痛等一系列临床症状。腰椎间盘突出症以第4～5腰椎、第5腰椎至第1骶椎发病率最高，约占95%。

二、病因病理

在椎间盘发生退行性变的基础上，腰椎间盘突然或连续受到不平衡外力作用，均可能使椎间盘的纤维环破裂，导致髓核突出。

随着年龄增长，椎间盘组织水分减少失去弹性、椎间隙变窄、周围韧带松弛等一系列退行性变，是造成椎间盘纤维环破裂的内因。急性或慢性损伤为发生椎间盘突出的外因。

常见原因是在姿势不当或准备欠充分的情况下搬动或抬举重物，或长时间弯腰后猛然伸直等，甚至在腰部的轻微扭动时，如弯腰洗脸时也可导致腰椎间盘突出症的发生。举重、跨栏、投掷、体操、技巧和艺术体操运动员易患腰椎间盘突出症。

三、临床表现

（1）大部分腰椎间盘突出症的患者都有腰痛，主要在下腰部或腰骶部。腰痛既可出现在腿痛之前，亦可在腿痛出现同时或之后。发生腰痛的原因主要是因为椎间盘突出刺激了外层纤维环及后纵韧带中的椎窦神经纤维。如果椎间盘突出较大刺激硬膜时会产生硬膜痛。坐骨神经痛多逐渐发生，开始为钝痛，逐渐加重，疼痛多呈放射痛，可放射至臀部、大腿后外侧、小腿外侧、跟部、足背。

（2）少数患者可出现由下而上的放射痛，从足、小腿外侧、大腿后外侧至臀部。咳嗽、打喷嚏、大小便引起腹压增加皆可使腿痛加重。

（3）在病变腰椎间隙棘突间和棘突旁常有压痛点。

（4）若让患者后伸并向患侧侧弯上身，同时用手指尖挤压病变相对应棘突旁0.5～1 cm处，多可引起下肢外侧至足跟或足趾的放射痛。

（5）叩打下腰正中区可引起放射痛。压痛点对腰椎间盘突出部位常有定位的意义。

（6）脊柱生理弧度改变。肩上型侧弯：若突出椎间盘在神经外侧（肩上型），患者脊柱向健侧侧弯时无疼痛，向患侧侧弯时疼痛放射到小腿。腋下型侧弯：若突出椎间盘在神经根内侧（腋下型），患者向健侧侧弯时有放射痛，向患侧侧弯时无疼痛。假如突出椎间盘顶起神经根，或两者之间已有粘连，则无论向患侧侧弯或向健侧侧弯都有疼痛。此外，患侧臀肌多松弛萎缩，健侧臀肌可有痉挛。

四、诊断

诊断以病因，临床表现为主，以下检查有助于诊断。

1. 理学检查

（1）直腿抬高试验：患者仰卧，双下肢放平，先抬高健侧，正常时腰骶神经根可有 4 mm 的滑动范围，故抬高到70°不致使其紧张；再抬患腿，病变严重者抬高 5°～10° 即出现腰痛及小腿外侧、足背、跟部放射痛。一般认为抬高在 50° 内且有疼痛者为阳性，说明有坐骨神经痛及腰椎间盘突出症。（图8-2）

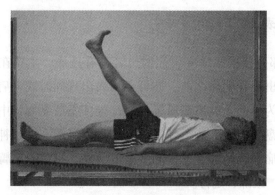

图8-2　直腿抬高试验

（2）直腿抬高加强试验：患者仰卧，检查者将患肢直腿抬高到出现疼痛及窜麻感时将腿稍稍放低一点症状消失，这时如果将足背伸，症状又重新出现，则为阳性，说明有坐骨神经痛及腰椎间盘突出症。

（3）健肢直腿抬高试验：患者仰卧，当健肢直腿抬高时，患肢出现坐骨神经痛者为阳性。

（4）仰卧挺腹试验：患者仰卧，做抬臀挺腹的动作，使臀部、背部离开床面，出现患肢放射痛即为阳性；或在挺腹的姿势下做咳嗽的动作，或检查者用手压迫患者的腹部或两侧颈静脉引起腿部放射痛即为阳性。（图8-3）

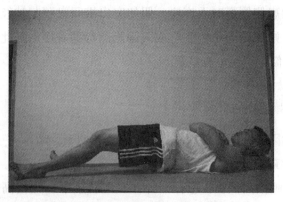

图8-3　仰卧挺腹试验（抬臀挺腹）

（5）胸腹垫枕试验：患者俯卧，胸部垫一软枕，使腰段脊柱呈过伸位。检查者用拇指在患椎旁下压，可出现局部压痛，并伴向臀部及下肢部放射痛或刺麻感，然后将枕头下移置于腹部，做相同方法和力量的压痛检查，若腰、臀、腿痛麻明显减轻或消失为阳性。

（6）屈颈试验：患者取坐位或半坐位，两下肢伸直，此时坐骨神经已处于一定紧张状态，然后向前屈颈，引起患侧下肢放射痛即为阳性。（图8-4）

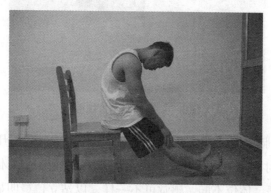

图8-4　屈颈试验

（7）腘神经压迫试验：患者仰卧，将患侧髋、膝关节皆屈曲到90°，然后逐渐伸直膝关节直到出现坐骨神经痛为止，此时将膝关节稍屈曲，坐骨神经痛消失，此时检查者以拇指压迫股二头肌腱内侧的腘神经，出现腰至下肢的放射痛即为阳性。（图8-5）

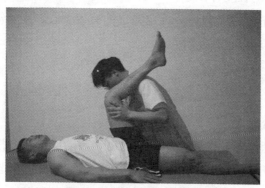

图8-5　腘神经压迫试验

（8）股神经牵拉试验：患者俯卧，患腿膝关节屈曲90°，检查者将患侧小腿上提，出现大腿前面疼痛即为阳性。椎间盘突出症发生于第2～3腰椎、第3～4腰椎间隙时，本试验为阳性；发生于第4～5腰椎、第5腰椎至第

1骶椎间隙时为阴性。（图8-6）

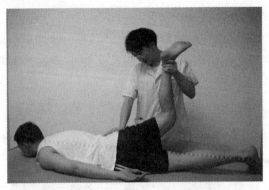

图8-6 股神经牵拉试验

（9）颈静脉压迫试验：患者于站位、坐位或仰卧位时压迫颈静脉引起患肢疼痛，有时麻木感较疼痛感更突出。患者疼痛感或麻木感可由上往下或由下往上发展。体位不同，感觉可不一样，以站立位最明显。

2. 影像学检查

（1）X线检查可见到髓核突出的椎间隙变窄或前窄后宽、髓核压迹后移等现象。

（2）CT检查可直接显示腰椎间盘突出及钙化、"真空"等明显的退行性变，对突出的程度有较好的评估。

（3）MRI检查是诊断腰椎间盘突出的有效手段，能非常清晰地观察椎体、髓核和纤维环以及其他附件。

五、治疗

1. 非手术治疗

患者应卧床休息，以减轻体重的压力和活动所产生的扭转。通常严格卧床3～6周，于症状缓解后可在腰围保护下逐渐站立、坐起或下床活动。牵引疗法可采用手法牵引法、骨盆牵引法、悬吊车牵引法、机械车牵引法等。配合按摩疗法、针灸疗法、封闭疗法等疗效显著。

按摩疗法分类如下。

（1）牵引抖动法。患者俯卧，双手抓紧床沿。检查者站立于床上，双手分别紧握足踝，用力牵引并使身体离开床面，然后连续上下抖动

30~50次。（图8-7）

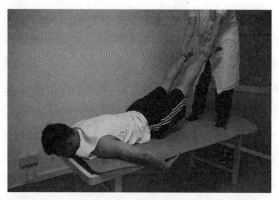

图8-7　牵引抖动法

（2）仰卧旋腰法。患者仰卧，检查者一手压住患者一侧肩部，另一手扶同侧膝部使其大腿尽量屈向对侧胸部，使腰部旋转，然后以同法旋于另一侧，可反复2~3次。（图8-8）

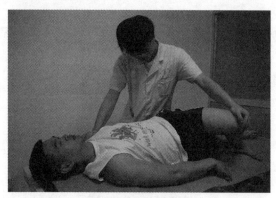

图8-8　仰卧旋腰法

（3）侧卧旋腰法。患者侧卧，上面的腿屈曲放松，下面的腿自然伸直。检查者一手置臀部，另一手置肩部前侧，两手同时用力，推臀部向前，拉肩部向后，使腰部旋转。再以同法施于对侧。

（4）俯卧旋转法。患者俯卧，两腿稍分开。检查者以双拇指触诊摸清偏歪的棘突，若棘突向右偏歪，则检查者站立于患者的右侧，左臂从患者右大腿后面伸进，将右腿抱起过髋，以患椎为支点旋转大腿。右手拇指借大腿摇转牵引力将偏向右侧的棘突拨正。

（5）坐位旋腰法。患者端坐于方凳上，两脚分开同肩宽。检查者正坐于患者后，用双拇指触诊法查清棘突偏歪，若为棘突右侧偏歪，即以右手自患者右腋下伸向前，压于颈后，拇指向下，余四指扶持左颈部（患者稍低头），同时嘱患者双脚踏地，臀正不能移动。助手面对患者站立，两腿夹住患者左大腿，双手压住大腿根部，以保持正坐姿势，此时检查者用左拇指扣住偏向右侧的棘突，用右手拉患者颈部使身体前屈（60°～70°），接着向右侧弯（大于 45°），在最大侧弯位，检查者使用右上肢的力量使患者躯干向后侧旋转，同时左手拇指顺向向左上顶推棘突，往往伴随"喀啪"声，可闻及或感觉椎体轻微错动弹响。成功之后，双手拇指从上至下顺次压一下棘突，检查偏歪棘突是否已拨正、上下棘突间是否已等宽。

2. 手术治疗

具有以下指征时可考虑手术治疗。

（1）急性发作后下肢出现麻痹（如不能伸踝和伸蹑者）应及时手术。

（2）发病后或按摩推拿后出现大小便失禁者，应行急诊手术。

（3）反复发作者。

（4）长期未愈者。

第六节　急性腰扭伤

一、介绍

由腰部用力超过腰部软组织（肌肉、筋膜、韧带等）的生理负荷量所造成的程度不同的纤维断裂或小关节微动错缝，称为急性腰扭伤。急性腰扭伤可为腰骶、骶髂关节错缝和韧带撕裂，棘上和棘间韧带撕裂及棘突骨膜炎，腰椎后关节滑膜嵌顿，竖脊肌、腰方肌、腰大肌以及腰臀筋膜撕裂等。

二、病因病理

本病主要是由于腰部突然受扭闪、牵拉等间接外力而致伤。

（1）身体负荷过重超过所能承受的范围，可发生腰部肌肉和筋膜的撕裂伤，如在举重运动中，当举起的杠铃重量过大，运动员腰背部肌力不足，不能保持身体平衡，重心不稳发生扭闪；武术运动的旋风腿，跳起后身体扭转过猛等，均能导致急性腰部扭伤。

（2）动作/姿势不正确。在训练和体力劳动中，动作/姿势不正确是致伤的常见原因，如举重或搬运重物的动作不正确，重力全部落在腰骶部，容易使肌肉和筋膜发生撕裂伤。

（3）腰部过伸或过屈。腰部的过伸或过屈活动，导致棘间韧带损伤或棘突骨膜炎，如举重时过度挺腹塌腰、挺身式跳远腾空、跳水时下肢过分后伸、艺术体操的"鹿结环跳"等过伸动作，使棘突之间发生彼此挤压撞击，导致其间的肌肉和韧带损伤；又如跳远腾空落地和背越式跳高过杆后收腹过猛等使脊柱过度前屈的动作，均可使棘上韧带或肌肉过度牵扯发生撕裂伤。

三、临床表现与诊断

有明显的受伤史，严重受伤时有撕裂感。伤后腰部有不同程度的肿胀、疼痛和皮下瘀斑。轻者双手叉腰缓行，重者需他人搀扶行走。咳嗽时疼痛加重，部分患者可向腹股沟和股后部放射。

脊柱生理弯曲度改变可出现侧弯，腰曲减小或消失，腰部活动障碍和肌肉痉挛，筋膜僵硬。

伤处压痛明显，并因其受损部位不同而异。竖脊肌、腰方肌、腰臂筋膜、棘上和棘间韧带以及骶髂关节等损伤因其组织位于体表，压痛多表浅，局部出现轻度肿胀，可触及硬块或条索样物。腰骶关节、椎间小关节和腰大肌等损伤因部位深在，其压痛不明显。

1.竖脊肌和腰方肌拉伤

（1）在弯腰和侧屈时疼痛，脊柱两旁可触及发硬痉挛的肌肉，且有明确的压痛点，以第3腰椎横突压痛最为明显。

（2）抗阻伸脊柱运动试验：患者俯卧位，可在腹下垫一枕头，检查者用一前臂下压固定患者骨盆，患者双上肢及肩部离开检查床，使之与伸展躯干无关。令患者向后伸腰，尽量使胸廓离开床面。同时，检查者另一手在患者背部向下对抗性加压，患者感腰部疼痛者为阳性。

2. 腰大肌拉伤

（1）伸腰和直腿屈髋时腰部疼痛，腰部无明显压痛点。

（2）髂腰肌抗阻屈髋试验：患者仰卧，健肢伸直，检查者用一前臂穿过患肢小腿后方将其托起，并将手置于患肢大腿下端前面，使患肢屈膝屈髋，大腿与躯干夹角略小于90°。然后令患者做屈髋动作的同时给予适当的阻力，患者感腰部疼痛为阳性。

3. 腰椎后关节滑膜嵌顿

伤后腰部发生剧烈疼痛，腰部后凸不敢伸直（图8-9）。棘突和棘突旁有较深的压痛；可触及患椎棘突偏歪，棘突间隙无改变。腰部呈僵直屈曲状，患者拒绝做伸腰动作。多无神经根刺激症状。

4. 棘上和棘间韧带损伤

过伸、过屈脊柱都可感疼痛，而侧屈时疼痛不明显；在腰背部中线棘突和棘间隙压痛明显；抗阻伸脊柱运动试验、髂腰肌抗阻屈髋试验一般为阴性。（图8-9）

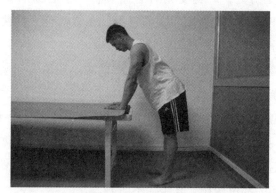

图8-9　腰椎后关节滑膜嵌顿姿势

5. 腰肌筋膜撕裂伤

（1）伤部按压活动试验：先让患者活动腰部，如某一动作引起疼痛或疼痛加重，记住这一动作，然后检查者用手掌按压伤部，让患者重复前一动作，此时不出现疼痛为阳性。

（2）直腿抬高试验：一般在急性腰扭伤中均会受到不同程度嵌顿姿势的影响，大部分患者虽可出现腰痛，但直腿抬高加强试验应为阴性。X线检查一般无临床诊断意义。

四、治疗

急性疼痛期应卧床休息，腰部垫薄枕以便放松腰肌；也可与俯卧位相交替，避免使受伤组织再受任何牵扯。轻度扭伤需休息2~3天，较重扭伤需休息1周左右。

按摩对腰扭伤效果较好。患者俯卧位，脚下垫枕，使腰部放松，检查者用掌根做揉、推压以及按压等手法，力量逐渐由轻到重。然后在压痛部位进行分筋、理筋、按压、叩打手法。属关节错缝或滑膜嵌顿者，在施行理筋等按摩手法后，须配合扳法或旋转等复位手法，使错缝关节归位或解除嵌顿。复位手法可选用以下几种。

（1）坐位旋腰法：见腰间盘突出症。

（2）俯卧搬腿法：患者俯卧，检查者一手按压于腰部痛点，另一手掌托住患肢大腿前下方，向后上至一定角度时，双手交错用力，常可闻及"咔嚓"弹响声。

（3）侧卧斜搬法：患者侧卧，患侧在上，髋关节、膝关节屈曲，健侧髋关节、膝关节伸直。检查者立于患者前侧或背侧，一手置于肩部，另一手置于臀部，先使上身和臀部做反向旋转，当活动到最大限度时，检查者两手相对用力，做稳定的推扳动作，此时常可听到清脆的弹响声。手法施用后，再以推揉、按压、摇晃脊柱等手法按摩数次，再施以扶墙下蹲法。

（4）扶墙下蹲法：按摩后嘱患者面对墙站立，双手伸直上举扶墙，双脚分开同肩宽。检查者站于患者身后，双拇指顶住腰眼穴（第3腰椎与第4腰椎棘突间旁开4寸），嘱患者扶墙蹲下，再起立，反复3次。

第七节　脊髓损伤

一、介绍

脊髓损伤是脊柱损伤最严重的并发症，往往导致损伤节段以下肢体严重功能障碍。脊髓损伤不仅会给患者本人带来身体和心理上的严重伤害，还会对整个社会造成巨大的经济负担，因此针对脊髓损伤的预防、治疗和康复已成为当今医学界的一大课题。

二、病因病理

导致脊髓损伤的原因以屈曲性损伤所致的脊柱骨折或脱位常见，也可见伸展性损伤及火器伤。下列情况均可能造成脊髓损伤。

（1）椎体及关节突脱位。

（2）椎体、关节突骨折脱位。

（3）椎体后缘骨折并有移位。

（4）关节突跳跃征。

（5）关节突骨折。

（6）椎弓或椎板骨折并有移位。

（7）棘突基底骨折并向前移位。

（8）脊柱、脊髓火器伤。

（9）黄韧带挤压。

（10）椎间盘挤压。

（11）硬膜内或外出血。

（12）脊髓内或外水肿。

（13）椎体脱位而又自行复位。

前8种情况可在X线检查时有异常发现，后 5种情况在X线检查时常无异常发现，必要时需进行 CT、MRI 检查。

三、临床表现

（1）有明确的脊柱、脊髓外伤史。

（2）脊柱伤部有压痛、畸形及肢体感觉和运动障碍。

（3）脊髓损伤后，脊髓休克（脊髓震荡）阶段可在损伤平面以下出现感觉和运动障碍、浅反射消失、二便功能障碍，以及迟缓性瘫痪等神经功能紊乱等，无病理反射。一般在4～6周消失。不同程度的脊髓节段损伤的临床表现不同。

（4）颈、胸段脊髓损伤。上颈段横贯性损伤（第1～4颈椎），临床上称为高位截瘫，四肢表现为痉挛性瘫痪，损伤平面以下感觉完全消失，有严重的呼吸困难、中枢性排尿障碍（尿潴留或间歇性尿失禁），可发生膈肌麻痹或刺激症状而出现呃逆。颈髓膨大处横贯性损伤（第5颈椎至第2胸椎），上肢表现为弛缓性瘫痪，下肢表现为痉挛性瘫痪，损伤平面以下感觉障碍，二便功能障碍，常伴有霍纳综合征。颈髓不完全性损伤，可保留部分感觉和运动功能。

（5）胸髓（第2～12胸椎）损伤。胸髓横贯性损伤，上肢不受影响，下肢出现痉挛性瘫痪，损伤平面以下感觉障碍。排尿障碍明显，早期为尿潴留。下部胸髓损伤以尿失禁为主，呈自律性膀胱或反射性膀胱。胸髓不完全性损伤，可保留部分感觉和运动功能。

（6）腰髓（第1腰椎至第2骶椎）损伤。腰髓横贯性损伤，下肢呈弛缓性瘫痪，肌肉萎缩，足下垂，损伤平面以下感觉消失，二便失禁。腰髓不完全性损伤，可保留部分感觉和运动功能。

（7）脊髓圆锥（第3～5骶椎）部损伤。脊髓圆锥部横贯性损伤，表现为臀肌萎缩，肛门括约肌松弛，会阴部鞍形感觉消失伴有性功能障碍，当合并马尾神经损伤时，则出现下肢弛缓性瘫痪。如为不完全性损伤，可保留部分感觉和运动功能。

（8）马尾神经损伤。马尾神经横贯性损伤，下肢呈弛缓性瘫痪，跟腱反射消失，膝以下肌肉萎缩，两下肢后面、会阴部有对称或不对称的鞍形感觉障碍区，可能出现剧烈的肢体疼痛，二便失禁。如为不完全性损伤，其症状较轻。

四、诊断

临床表现结合特殊体格检查以及辅助检查有助于确诊。

1. 特殊体格检查

（1）运动方面，包括肌容量、肌张力、肌力等内容。脊髓损伤表现为肌容量降低，肌肉萎缩且肌张力降低（弛缓性瘫痪）或增高（痉挛性瘫痪），肌力降低或完全丧失。

（2）感觉方面，包括浅感觉（痛觉、温度觉、触觉），深感觉（位置觉、运动觉、振动觉）。

（3）反射方面，包括浅反射（上、中、下腹壁反射，提举反射，肛门反射）；深反射（肱二头肌腱、肱三头肌腱反射，膝髌腱反射，跟腱反射）；病理反射（霍夫曼征、巴宾斯基征、髌阵挛、踝阵挛）等

（4）自主神经系统方面，包括损伤平面以下皮肤颜色、粗糙程度，有无脱屑，有无营养性溃疡、压疮等；汗腺分泌情况；有无括约肌或性功能障碍；有无尿潴留、尿失禁；有无便秘及大便失禁，是否已形成自律性膀胱、反射性膀胱或随意性膀胱。

2. 影像学检查

（1）X线检查。需要摄正、侧、斜位片，仔细观察下列各点：①椎体有无挤压、粉碎及脱位等。②椎管及椎间孔有无狭窄及变形，有无骨碎片。③椎弓、椎板、关节突、横突及棘突有无骨折及移位。④关节突关节有无半脱位、脱位及关节跳跃征。⑤椎间隙是否加宽或变窄。⑥棘突间隙是否变宽。⑦上、下椎体及附件有无沿纵轴旋转。

（2）造影。如常规X线检查不能反映损伤时的复杂情况，可采用造影，具体有以下方法：①脊髓造影，可显示椎管、蛛网膜下腔及脊髓三者的关系。②椎间盘造影，对诊断外伤后急性椎间盘突出有帮助。③选择性脊髓动脉造影。④放射性同位素脊髓造影术及脊髓血管造影术，用于脊髓损伤并怀疑有脊髓血管畸形的病例。

（3）必要时可根据需要和条件进行肌电图（EMG）检查、CT检查、MRI检查。

3. 腰椎穿刺行脑脊液检查

脑脊液检查主要包括观察脑脊液的外观、进行化学检查、测量脑脊液压力等。

五、治疗

脊髓损伤的急救处理十分重要，对患者的预后有重大的意义，如果处理不当，可引起脊髓不可逆的严重损伤，重者危及生命。对有脊柱骨折脱位的可疑患者，都应按照具体情况适当处理，如就地给予镇痛、止血以及对休克的妥当处理，将患者及时、正确、安全地护送到附近设备较完善的医院进行治疗，脊柱损伤患者的搬运见上篇第四章第三节。

1. 非手术治疗

对脊柱骨折或脱位的处理，其目的是使椎管恢复正常或接近正常，解除对脊髓的压迫；对不稳定性脊柱骨折脱位，需要增加脊柱稳定性。对稳定性脊柱骨折，奎肯施泰特试验显示脑脊液完全畅通或仅有轻微的部分梗阻，可在密切观察下及时施行正确的手法复位。在颈段应采用颅骨牵引或颌枕套牵引；在胸腰段应在胸腰部垫枕（屈曲型损伤者）或悬吊牵引复位。脊髓或马尾不完全损伤的脊柱骨折脱位，经过复位后功能恢复良好。对不稳定性脊柱骨折脱位，特别是在对脊髓损伤病理改变不了解时，应慎重进行手法复位。不管采用哪种手法复位，宜在伤后早期进行。手法复位不成功或复位后脑脊液有梗阻，应争取尽早手术治疗。

早期进行针灸、按摩、功能锻炼、高压氧疗法均有较好疗效。

2. 手术治疗

对于以下患者应行手术治疗：①开放性脊髓损伤。②关节突交锁经手法复位失败。③椎管内或椎间孔内有骨碎片。④伤后不完全截瘫并有进行性加重者。⑤马尾神经损伤。⑥X线片上无明显脱位存在，经过治疗观察后不见好转。⑦陈旧性脊柱骨折脱位合并低位截瘫。⑧经脊髓造影仍有脊髓受压者。

第九章　其他运动损伤

第一节　脑震荡

一、介绍

脑震荡通常定义为中枢神经系统的暂时性功能障碍，一般是在头部受到轻度暴力打击后产生短暂意识丧失，随即清醒，可有近事遗忘的症状，神经系统病理解剖无明显变化，无器质性损害，为一过性神经功能改变，可能与脑组织受暴力打击后引起的病理生理变化有关。然而，在一些因脑震荡死亡的病例和反复受到脑部撞击的拳击手中发现有慢性脑萎缩，甚至发现一些严重的神经系统疾病。研究发现，遭受暴力部位的神经元有线粒体的肿胀、神经轴突的损伤，尤其是有反复、长期脑震荡的病例，其脑组织的轴突变性和代谢紊乱尤为显著，可引起严重的后遗症。

二、病因病理

临床及实验研究表明，暴力作用于头部，可以造成冲击点、对冲部位、延髓及高颈髓的组织学改变。据实验观察，虽然伤后瞬间脑血流量增加，但数分钟后脑血流量反而显著减少（约为正常的1/2），30分钟后脑血流量开始恢复正常，颅内压在着力后的瞬间立即升高，数分钟后颅内压即趋下降。脑的大体标本上看不到明显变化，光镜下仅能见到轻度变化，如毛细血管充血、神经元胞体肿大和脑水肿等变化。在电镜下观察，在着力部位脑皮质、延髓和高颈髓见到神经元的线粒体明显肿胀，轴突也发生肿胀，白质部位有细胞外水肿的改变，提示血—脑脊液屏障通透性增加，这些改变在伤后0.5小时可出现，1小时后最明显，并多在24小时内自然消失。这种病理变化可解释伤后的短暂性脑干症状。生物化学研究发现，脑震荡后不仅有脑脊液中乙酰胆碱含量升高、钾离子浓度增加，而且有许多影响轴突传导或脑细胞代谢的酶系统发生紊乱，导致继发损害。从新的临床观察中亦发现，轻型脑震荡患者脑干听觉诱发电位有半数显示有器质性损害。

三、临床表现

1. 短暂性脑干症状

外伤作用于头部后立即发生意识障碍，表现为神志不清或完全昏迷，持续数秒、数分钟或数十分钟，但一般不超过30分钟，患者可同时伴有面色苍白、出汗、血压下降、心动过缓、呼吸浅慢、肌张力降低、各种生理反射迟钝或消失等表现。大多数可逆的轻度脑震荡患者的中枢神经功能迅速自下而上恢复，由颈髓—延髓—脑干向大脑皮质恢复；而不可逆的严重脑震荡患者则可能是自上而下的抑制过程，使延髓呼吸中枢和循环中枢的功能中断过久而导致死亡。

2. 逆行性遗忘（近事遗忘）

患者意识恢复之后不能回忆受伤当时乃至伤前一段时间内的情况，脑震荡的程度愈重、原发昏迷时间愈长，其近事遗忘的现象愈显著，对往事（远记忆）能够忆起，这可能与海马回受损有关。

3. 神经系统查体

多无阳性体征发现。

4. 脑震荡恢复期

患者常有头晕、头痛、恶心、呕吐、耳鸣、失眠等症状，一般多在数周至数月逐渐消失，亦有部分患者存在长期头晕、头痛、失眠、烦躁、注意力不集中和记忆力下降等症状，其中有些属于恢复期症状，若逾时3~6个月仍无明显好转时，除考虑是否有精神因素之外，还应详加检查、分析，判断有无迟发性损害存在，切勿用脑震荡后遗症一言以蔽之，反而增加患者的精神负担。

四、诊断

根据病因、临床表现和以下辅助检查可诊断。

1. 实验室检查

腰椎穿刺颅内压正常，部分患者可出现颅内压降低。脑脊液无色透明，不含血，白细胞计数正常。生化检查多在正常范围，有的可查出乙酰胆碱含量大增，胆碱酯酶活性降低，钾离子浓度升高。

2. 其他辅助检查

颅骨X线、CT检查无明显异常改变。伤后早期可有脑血流量减少。伤后数月脑电图多属正常。

五、鉴别诊断

与轻度脑挫伤鉴别困难。若发现意识障碍、头痛加重、呕吐等颅内压增高症状，可怀疑为迟发性颅内血肿时，应及时做CT复查，明确诊断，及时治疗。

脑挫伤常有头痛、呕吐，意识障碍程度依损伤的部位和程度而不同，可无神经系统缺损的表现；若是功能区受损，可出现相应的瘫痪、失语、视野缺损、感觉障碍及局灶性癫痫等征象。

六、治疗

（一）病情观察

伤后可在急症室观察24小时，注意意识、瞳孔、肢体活动和生命体征的变化。

（二）对症治疗

头痛较重时，嘱其卧床休息，减少外界刺激，无法忍受疼痛者，可予以镇痛药。对于烦躁、忧虑、失眠者可给予地西泮（安定）、氯氮（利眠宁）等；另可给予改善自主神经功能药物、神经营养药物及钙通道阻滞剂等。

（三）其他

伤后即应向患者做好病情解释工作，说明本病不会影响日常工作和生活，解除患者的顾虑。

轻度脑震荡的患者只有短时间的头晕、眼花、眼前发花发黑的症状，没有其他不舒服的表现。中度脑震荡的患者数日不能清醒且伴随头痛、头晕、恶心等现象，症状数日不消失。重度脑震荡的患者可出现头痛、头晕、记忆力下降、休克、昏迷等症状，此时脑部组织已发生病变，伤及颅骨，十分严重。

对轻度者，令其立即停止锻炼，卧床安静休息，1天后如无其他异常症状，可在1周后参加锻炼。对中、重度者，令其仰卧在平坦地方，头部冷敷，注意保暖，及时送往医院。

知识拓展：急性颅脑损伤的现场急救

训练或比赛时组织好现场急救尤为重要，应遵循以下原则：

（1）了解患者受伤经过及其意识障碍变化的情况。伤后有意识障碍者，应严密观察其变化。30分钟之内清醒者多属脑震荡，30分钟后仍昏迷者多为脑挫伤。清醒后又迅速昏迷者多为脑血肿。脑挫伤、脑血肿应急送专科医院以便急诊手术。

（2）全面了解患者是否有复合损伤，在运动损伤中脑损伤常与颈椎损伤并发，往往因忽略了颈椎损伤在微动时造成严重后果，甚至死亡。另外，也应注意有无开放性脑损伤，以便及时处理。

（3）防止误吸，保持呼吸道通畅。如为单纯脑损伤，有意识迟钝者，应将其侧卧或俯卧，以利口腔分泌物或呕吐物排出。如患者已呈深度昏迷，最好在口中放置呼吸道橡皮通管，或将舌拉出缝线固定，并以别针固定于衣服上。如有条件应行气管切开，以防误吸窒息而死。如无条件，可双手将患者下颌骨向前托起，将头侧偏以利分泌物排出。

（4）防止休克。脑损伤时休克多不重，脱去患者汗湿的运动服，注意保暖、镇痛，注意轻缓地搬动患者，休克多可控制。如同时有失血，应根据情况输液输血。如有发绀可吸氧，对有鼻孔漏脊髓液的患者，不应以鼻管给氧，简单的口罩给氧法较好，以防发生脑气栓。

（5）开放性损伤应消毒包扎。一般头部开放伤压迫包扎止血即可。如果脑组织已暴露，包扎时应先将伤口周围以消毒敷料环绕垫高再包扎，以免使脑伤加重。骨折片及血块切不可急于清除。

（6）转运过程中应注意生命体征、瞳孔以及意识障碍程度的变化。并简要记录，以便掌握病情，为住院处理时提供参考依据。一般如果患者神志清楚，转运中多无危险。

（7）急救中不应使用吗啡、哌替啶（杜冷丁）等药物镇痛，以免影响对病情的观察。

（8）头部损伤的患者多有一时性意识丧失，清醒后若无临床症状，为了安全起见应继续观察2~3小时。若无变化即可离开，嘱其亲友继续观察。若有严重头痛、呕吐或嗜睡等情况出现，应将患者再送医院检查。

（9）凡有休克、严重头痛、肢体麻痹或有出血压迫症状者，均应住院详细治疗。

第二节　软组织挫裂伤

一、介绍

软组织包括人体的皮肤、皮下组织、肌肉、肌腱、韧带、关节囊、滑膜囊、神经、血管等。这些组织在受到外力作用下，发生功能或结构的异常，称软组织损伤，分为急性损伤和慢性损伤。急性损伤分为扭伤、挫伤、拉伤；慢性损伤称劳损。

二、病因病理

绝大多数病例有明确外伤史，根据外伤的形式，病变形态及程度不同，在扭伤和轻度挫伤急性期，可见皮下脂肪、筋膜、肌纤维、韧带、肌腱、滑膜等组织充血、渗出、出血、肿胀；慢性期渗出、出血可以吸收或发生纤维化及形成瘢痕。在重度挫伤和裂伤急性期，上述各种组织可发生断裂、移位或脱位，如未及时治疗，转入慢性期，可形成纤维化、瘢痕，遗留组织畸形。

三、临床表现

临床表现为疼痛、功能障碍、肌肉痉挛、关节僵硬、关节囊萎缩、肌肉萎缩、神经肌肉粘连、畸形等。软组织损伤后可能出现的并发症有血管舒缩功能紊乱引起的持久性局部发热和肿胀、营养性紊乱引起的肌萎缩、韧带松弛引起的关节不稳定、损伤性关节炎、关节周围骨化、关节内游离体等。

四、诊断

根据病因、临床表现和以下辅助检查可诊断。

1. X 线检查

X线检查可见外伤部位软组织肿胀，皮下水肿，皮下脂肪区见脂肪小叶间水肿，呈粗大网格，水肿明显时局部致密度增高。受损伤肌肉肿胀，肌间隙消失或模糊不清。肌肉血肿形成时肌肉肿胀，密度不均匀增高。断裂伤见皮肤肌肉连续性断裂，断裂肌间隙呈透光区。胸部复杂性外伤或腹部裂伤合并空腔脏器破裂时可见气体渗出，胸壁、腹壁肌束间见条带状透光区。

2. CT 检查

轻度挫伤见患部肿胀，皮下水肿呈网格状高密度；肌肉肿胀，挫伤水肿渗出区呈低密度，境界不清，肌间隙变窄或消失；出血在急性期因血球的压积作用表现为肌肉、肌间或皮下高密度区，境界可清或不清呈弥漫性，慢性期因血球溶解，血肿区呈低密度，软组织内积气呈条状、点状或囊带状气体极低密度灶，压迫周围肌束移位变形。对于软组织内异物，CT检查优于X线检查，可准确地显示异物所在具体部位、异物的进入路途及对其他骨关节或器官组织的损伤。

3. MRI 检查

挫伤在MRI T_1WI上见受累的组织肿胀，肌间隙变窄或消失，损伤部位信号强度减低，边缘不清或清，T_2WI损伤部信号强度增高。挫伤可显示不同形态的血肿存在，急性期、亚急性期在T_1WI上呈高信号强度区，较大血肿一般呈环状高信号强度；在T_2WI上呈均匀高信号强度，周围水肿组织的信号强度也升高，但低于血肿的信号强度。慢性血肿显示局部信号强度缺失，缺失周围组织扭曲变形，信号强度呈条状增高。

五、治疗

对于四肢软组织挫患者，外敷一号新伤药，肿痛减轻后外敷一号旧伤药；内服七厘散和制香片。按摩用舒活酒外擦，以抚摸、摩擦、揉等轻手法为主。对于四肢软组织裂患者，先处理开放性伤口，局部消毒、包扎，伤口较深、较长者可进行缝合。

通过上述各项检查一时不能确定有无内脏损患者，在进行非手术治疗的同时，应进行严密的病情观察。观察期间要反复观察伤情的变化，并根据这些变化，不断综合分析，以便尽早做出结论性诊断，及时抓住手术治疗的时机。一般需做好以下几点。

（1）定时监测呼吸、脉率和血压；观察腹部体征，注意有无腹膜炎的体征及其程度和范围的改变。

（2）保持患者安静，避免不必要搬动，以免加重伤情；不注射镇痛剂（诊断明确者例外），以免掩盖伤情。

（3）必要时需禁食、禁水，疑有空腔脏器破裂或有明显腹胀时应行胃肠减压。

第三节　周围神经损伤

一、介绍

周围神经损伤是周围神经因某些因素引起的损伤及缺血，造成神经传导功能障碍、神经轴索中断或神经断裂而导致躯干或四肢感觉、运动及交感神经功能障碍的一种临床病症，常合并骨、关节、血管、肌腱等损伤，严重影响肢体功能。其治疗重点在于神经损伤初期的处理和晚期功能重建及康复。

二、病因病理

周围神经损伤可由代谢性疾病、胶原病、肿瘤、内源性或外源性毒素以及热、化学或机械性因素等引起，最常见的损伤原因多为机械性因素，如切割伤、牵拉伤、压迫伤等。切割伤是由锐利器物所致，可造成神经完全离断或不完全离断，这种损伤只要形成功能障碍，都应早期进行修复。原发性周围神经损伤源于导致骨关节损伤的同一创伤，是由移位的骨片、牵拉或手法整复引起，而不是初始的外伤暴力；继发性神经损伤则多因感染、瘢痕、骨痂或血管并发症等引起。

虽然周围神经的张力强度较大，具有可牵伸的特性，但弹性较小，过度的牵拉容易造成神经内损伤。张力大小和速度决定了对神经功能的影响程度。急性牵张达到一定程度时，可出现神经传导功能阻滞，进一步牵拉则造成神经形态学改变，直至轴突和束膜变性或断裂，如在手术中或骨折脱位整复过程中的过度牵拉、运动员肩过度外展综合征等。轻度牵拉损伤多可自行恢复，较重的周围神经支持组织损伤或神经断裂患者，因其损伤多较广泛，一般不易早期修复，二期修复也较困难。

神经压迫产生轴索内正向和逆向的轴浆运输障碍，胞体破坏，从而导致神经功能障碍。同时，神经压迫也是一机械性缺血过程，神经内水肿压力升高，由此导致神经束内血流变化。继之产生组织学改变，内、外膜髓鞘变薄，髓鞘球体形成，吞噬细胞内有髓鞘的残骸、碎片等。神经压迫伤常见的有止血带麻痹、骨折脱位后外固定物过紧、肘部外伤后尺神经受压等。闭合性神经压迫损伤若能及时解除压迫因素，症状多可自行缓解。其他引起周围神经损伤的原因还有枪弹伤、电流击伤、放射线损伤、神经内或神经附近的药物注射等。在临床实践中，很多周围神经损伤不是单一原因所致，而是多种因素综合作用的结果，如肩过度外展综合征，既有神经的过度牵拉，还有喙突和胸小肌的磨损和压迫；再如自行车运动员的腓总神经损伤，可因臀部坐骨神经受压迫，也可由于在骑车时膝踝关节长时间的用力屈伸动作使腓总神经绕过腓骨头时被牵拉、压迫和磨损所致。

三、分类

Seddon（1943年）根据神经结构损伤的程度及神经损伤后的病理变化，将其分为以下3类。

（一）神经传导功能障碍

由轻度外伤、压迫或牵拉等原因引起的局限性缺血性脱髓鞘，肉眼和镜下观察均无明显解剖形态上的改变，运动障碍明显，有感觉迟钝等不完全的感觉丧失，又称神经失用（生理性阻断），神经暂时失去传导功能，这可能与运动纤维较粗容易受累有关。亦可无明显外伤史，其症状可持续数小时、数天或数月，以后可逐渐自行恢复，多于伤后4～6周恢复。如止血带麻痹和枪弹伤中高速弹片从神经附近通过时，常可发生神经的传导功能障碍。

（二）神经轴索中断

伤部神经轴索失去连续性，伤部以远的神经纤维及髓鞘发生华勒氏变性，周围神经的支持组织，如雪旺氏鞘和各层神经膜仍保持完整。如能及时解除致伤原因，断裂的轴索可沿原通道长入末梢，可获得神经自行再生和满意的功能恢复，一般不需要手术治疗，有时需做神经松解，以利神经纤维的再生。此类损伤多为神经遭受挤压或钝物打击所引起，表现为感觉与肌肉麻痹，常合并肱骨头骨折、肩关节脱位、石膏压迫等损伤。在有些损伤中，神经轴索中断和神经断裂在早期很难鉴别，如闭合性骨折合并神经损伤，需要密切观察一定时间内有无逐渐恢复现象，以便尽早明确诊断，并采取相应的措施。

（三）神经断裂

神经轴突髓鞘和神经内膜管解剖性断裂，虽然外观保持完整的连续性，但阻挡了神经纤维往远端自然生长。多为切割、过度牵拉、神经干内或向其附近注射有害药物以及缺血等原因所致。神经断裂不能自发恢复功能，需手术修补或移植，为轴索生长创造条件，才有恢复神经功能的可能。

四、临床表现

临床表现限定在某末梢神经的支配区内，表现为该神经的皮肤支配区感觉改变、肌肉支配区的运动改变。周围神经损伤后需仔细检查并记录残余功能和各个神经功能障碍。

1. 感觉障碍

大多数患者发病早期以局部麻木为主要症状，或者诉说局部感觉异常，也有少数患者表现为感觉过敏、烧灼感、蚁行感或感觉迟钝。麻木首先在四肢末端的手指和足趾出现，常伴有自发性疼痛，这种感觉上的差异和不同应该做更详细的检查，并加以记录。

感觉功能检查包括痛觉、触觉、温度觉及实体感觉等。一般用针刺检查痛觉，用棉花或软毛刷检查皮肤触觉，用拾物试验检查手的感觉及运动的综合功能等，检查温度觉分别用冷和热刺激。由于感觉神经相互交叉、重叠支配，实际感觉完全消失的范围很小，但有的神经有属于自己的绝对支配区，如正中神经的绝对支配区为食指、中指远节，尺神经为小指。主要检查神经绝对支配区的触觉、痛觉、两点辨别觉、振动觉及温度觉。

两点辨别觉直接关系到手的功能和物体识别。常用两点辨别觉检查手指的感觉障碍及恢复情况。用分规双脚尖沿手指纵轴轻刺皮肤，让患者闭眼识别分规双脚或单脚刺激，分规双脚尖的距离从10 cm开始，逐步缩小或扩大。若能感到有刺激而不能分辨单双时，可加大距离，直到能分辨为止，反之，可缩短距离。正常手指末节指腹的辨别能力为3~5 mm，中节为3~6 mm，近节为4~7 mm，指蹼至远侧掌纹区为5~8 mm，手掌其他部位为6~10 mm。

2. 运动障碍

运动神经纤维的障碍表现为该神经支配肌肉的乏力感、肌张力和肌力低下、肌肉萎缩。神经损伤后所支配的肌肉即刻出现麻痹，数周后出现肌萎缩、肢体畸形，如垂腕、垂指、垂足等，随之运动功能部分或全部丧失。运动障碍远远晚于感觉障碍且发展较缓慢，丧失的功能可被其他肌肉代偿，因此急性损伤患者主诉中很少出现运动障碍的情况。由于手掌肌和足底肌往往出现交错重叠的神经支配，因此较为准确的肌力检查不仅是观察动作，更重要的是判断受检肌腱的运动或肌腹的收缩。

握力仪、握力计的使用以及对肌肉耐力、运动速度和各个肌肉功能的评价可提供肌肉恢复的客观指标。Lovett法和BMRC法是常用的肌肉功能评定方法。Lovett法对单块肌肉评价较准确，而BMRC法对支配近、远侧肌肉的单根神经运动功能评价准确。前臂的中下段及腕部的尺神经、正中神经损伤用Lovett法评定，前臂上段和其他神经用BMRC法评定为好。Lovett法评价标准见9-1，BMRC法评价标准见表9-2。

表9-1　Lovett法评价标准

分级	恢复程度 /%	内容
0	0	无肌肉收缩
1	10	肌肉有轻微收缩，无关节活动
2	25	无地心引力能完成全幅活动
3	50	能抗地心引力完成全幅活动
4	75	能抗一定阻力完成全幅活动
5	100	能抗强阻力完成全幅活动

表9-2　BMRC法评价标准

分级	内容
M_0	无肌肉收缩
M_1	近侧肌肉恢复收缩功能
M_2	近侧和远侧肌肉恢复收缩功能
M_3	所有重要肌肉都能抗阻力活动关节
M_4	所有协调运动或自由运动均能完成
M_5	完全恢复

3. 自主神经障碍

自主神经障碍指神经营养性改变，以手、足最明显。周围神经断裂会引起感觉缺失区皮肤无汗、立毛反射消失以及血管舒缩麻痹。若为不完全损伤特别是伴有烧灼样神经痛时，可有过度出汗；若为完全损伤，可发生血管扩张，受累区开始时局部皮肤较肢体其他部位皮肤温度增高而潮红，晚期血管收缩，皮肤变薄，甚或形成溃疡而不易愈合。指甲变形、起嵴或脆变，甚至脱落。汗腺功能检查对神经损伤的诊断和神经功能恢复的判断有重要意义，常用的方法有碘淀粉试验和茚三酮试验。

周围神经损伤后常发生骨质疏松，在神经不完全损伤伴有疼痛时可能更为明显，关节周围结构的纤维化可导致部分关节僵直，这些变化和废用性萎缩相似，但更严重。周围神经损伤后出现以肢体疼痛、肿胀、僵硬、皮肤变色、多汗和骨质疏松为特点的一组临床表现，称为反射性交感神经营养不良，由交感神经系统异常和延长反应所引起。大约有3%的主要神经损伤后发生此症状。

4. 疼痛

自发性疼痛是周围神经损伤的常见症状，通常出现在伤后1周内，表现为不同程度的刺痛、烧灼样疼痛和痛觉过敏，并可因情绪刺激或周围环境的变化而加重。在安静时也会出现疼痛，四肢活动或者姿势改变时症状有时会加重，有时会减轻。

5. 神经干叩击试验阳性

神经干叩击试验即Tinel征。按压或叩击神经干，局部出现短暂的针刺样疼痛，并有麻痛感向该神经支配区放射或自觉症状加剧，为阳性。在神经卡压综合征中，叩痛点常称为卡压点。由于新生感觉纤维有叩击痛，因此Tinel征可用于判断神经再生情况，即从神经修复处向远端沿神经干叩击，阳性则是神经恢复的表现，但只能作为判断再生神经的参考因素，不能定量。

五、诊断

神经损伤后表现出程度不同的运动、感觉和自主神经功能障碍，通过功能检查可做出定性诊断。神经电生理学检查等辅助手段为神经损伤的病变性质及其损伤程度提供较为客观的评定。

神经电生理学检查对周围神经的完全与不完全损伤具有较高的诊断价值，尤其对于判断神经损伤的部位和程度以及帮助观察损伤神经再生及恢复情况有重要价值。神经电生理学检查技术包括分析运动单位功能状况的针电极EMG检查和评价神经兴奋、传导状况的神经传导检查（NCS）等。

EMG检查是临床诊断及判断预后最经典也最实用的方法，神经完全损伤后EMG检查可见失神经电位（正尖波和纤颤波）、运动单位电位消失、复合肌肉动作电位（CMAP）和感觉神经动作电位（SNAP）消失，运动或感觉神经传导速度（NCV）亦消失。神经不完全损伤后，EMG检查可见失神经电位、运动单位电位存在而募集反应减弱，CMAP和SNAP虽存在，但潜伏期较长，波幅降低，NCV减慢。随着神经再生，失神经电位逐渐减少以致消失，出现新生电位、募集反应增加，NCV逐渐恢复。EMG检查仅能表明肌肉是否有神经支配，并不能确定神经损伤平面。损伤后立即做EMG检查，对于证实残余神经支配或肌肉随意收缩时残存或保留的运动单位电位是有价值的。伤后3～4周进行EMG检查有利于判断损伤平面和确定肌肉失神经支配的范围。

NCS是用电极刺激周围神经浅表的皮肤引发该神经支配的一条或几条肌肉的反应，可通过EMG检查。周围神经切断后立即刺激损伤平面的一端，可引起一个基本正常的肌电反应，这个反应可以持续18～72小时或直到华勒氏变性使退变神经不再能传导信号为止。3天后反应消失是神经损伤严重的最早证据，不再考虑为神经失用。在神经走行的一个特定点上发现神经传导时间变慢，常可以证实神经卡压的临床诊断，而非其他损伤。这对于尺神经在肱骨髁平面和正中神经在腕管内的卡压有特别重要的价值。

在神经损伤后的康复评定中常使用的神经电生理学方法还有直流感应电测定、强度—时间曲线（I/t曲线）等。此外，B超检查、热像仪、组织内微循环检测仪（如激光多普勒测定仪）已开始逐步在临床开展。

六、治疗

周围神经损伤的治疗应采取中西医结合治疗的方式，对诊断明确具有手术指征的，宜先手术修复，术后结合中药的方法，局部或全身用药，制订整体康复方案，才能取得满意的疗效。

（一）治疗原则

神经损伤后的总体治疗原则是尽可能早地恢复神经的连续性。大部分闭合性神经损伤属于神经传导功能障碍和神经轴索中断的多能自行恢复。对此损伤，需观察一定时间，如仍无神经功能恢复表现，或已恢复部分功能，但停留在一定水平后不再有进展，或主要功能无恢复或恢复不良者，则应手术探查。观察时间一般不超过3月，最好每月做1次神经电生理检查，如连续两次无进步则不必再等待。观察期间应进行必要的药物和物理治疗及适当的功能锻炼，一方面在于加强局部血液循环，促进局部渗出物吸收，消除神经水肿，改善神经肌肉营养，刺激神经再生，同时为加速神经和肌肉功能恢复创造条件；另一方面在于松解粘连，软化瘢痕，防止挛缩和畸形。手术的目的一是探查压迫的原因；二是解除压迫因素；三是神经剥离减压。如果确诊为神经断裂应早期缝合。如果已做神经移植手术后神经生长停留在第2个缝合口时间超过1月，不长入远端者亦可考虑再次手术探查松解。有神经瘤形成或灼痛者，也应早期手术。如果神经末端在检查时Tinel征位置持久不向下移，即应考虑手术修补。手术治疗后至少固定3周，同时将瘫痪的肌肉放在松弛位置，并配合理疗和康复训练。开放性损伤如切割伤，有条件的应进行一期神经缝合。碾压伤和撕脱伤致神经缺损可行二期神经缝合。火器伤或受高速震荡，神经损伤范围和程度不易确定，不宜行一期处理。

（二）手术治疗

手术治疗包括神经缝合、移植、松解、移位及植入等。神经缝合是将神经两断端缝合，适用于神经切割伤的一期缝合和未经缝合的神经断伤，切除两断端的瘢痕后，在无张力下缝合，是治疗神经轴索中断、神经断裂的有效方法，外膜缝合、束膜缝合及外膜—束膜缝合是其经典术式。神经束在走行过程中不断进行着复杂的编排组合，并有一定规律，神经干近侧多为混合神经束，与远侧功能束分开，故多数学者主张肢体近端的神经断伤采用外膜缝合，肢体远端则可采用束膜缝合。混合神经中，如运动纤维与感觉神经纤维交叉生长，在功能上是无效的，混合神经缝合的效果较单纯感觉或运动神经差，如尺神经缝合一般不如桡神经缝合效果好，因桡神经中感觉纤维所占比例很小。周围神经缺损的修复是一难题，直接缝合端的张力太大，易致手术失败，现采用断端延长或移植修复术。神经受牵拉、压迫、慢性磨损，使神经与周围组织粘连或神经内形成瘢痕，需行松解减压术。此外，神经近端损伤无法进行修复者，将功能不重要神经切断，将其近端移位到功能重要的损伤神经远端，以恢复肢体的重要功能。神经远端在其进入肌内处损伤，无法进行缝接时，可将神经近端分成若干神经束，分别植入肌组织内，通过再生新的运动终板或重新长入原运动终板，恢复部分肌肉功能。将感觉神经近端植入皮下可恢复皮肤感觉功能。

（三）物理治疗

超短波、红外线、电光浴疗法及磁疗等，能改善局部血液循环，促进渗出物吸收，消除神经水肿，改善神经肌肉营养，刺激神经再生，常应用于保守治疗及神经修补术后。针刺、按摩、电刺激等疗法配合红外线疗法、蜡疗法等能加速神经和肌肉功能恢复，常应用于周围神经损伤后的肌肉瘫痪。低频电疗、直流电碘离子导入疗法、超声药物透入疗法、红外线照射疗法、蜡疗等可松解粘连，软化瘢痕，防止挛缩和畸形。对有麻木、疼痛等异常感觉者可采用按摩、针灸、直流电碘离子导入疗法、低频电疗等方法。

闭合性损伤的疼痛减轻及创伤愈合后，应当开始受累肢体各关节的早期活动。如病情需要，在不影响神经、肌腱修复的前提下，开始轻度的被动活动。肢体所有关节要保持柔软，防止软组织挛缩。锻炼有助于肢体的软组织保持良好的生理状态，当神经再生时，康复更顺利。周围神经损伤的肢体不能长期固定，可间断使用静力性或动力性夹板支持关节，用于预防关节挛缩。

（四）药物治疗

现代药理研究证明益气养血、疏通经络之类药物具有改善局部缺氧环境，促进雪旺氏细胞的氧利用率和神经轴突再生的作用，能促进损伤神经的恢复。在所有的中药当中，黄芪、当归、人参、丹参、川芎等药物的疗效比较肯定。

周围神经损伤属痿痹证，多由外伤引起气血不和、瘀血阻络、筋脉失养所致，辨证可分为痹证和痿证两大类。

痹证为实证，因创伤使神经受到牵拉、挤压或血肿压迫而致损伤，外伤必致血瘀，治宜活血祛瘀。方用身痛逐瘀汤加土鳖虫、蜈蚣、僵虫、独活；或用独活寄生汤加地龙、全虫、白花蛇等水煎服；或用补阳还五汤，重用黄芪，上肢加桂枝，下肢加牛膝作为引经药。痿证为虚证，因损伤日久，经脉痹阻不通，筋脉肌肉失养，肢体痿软无力，渐而伤及脾胃，气血日衰，治痿独取阳明，气血虚者，治宜补气活血，祛瘀通络。方用黄芪桂枝五物汤（黄芪、桂枝、白芍、生姜、大枣）或补阳还五汤合八珍汤加全虫、蜈蚣、地龙、牛膝、青风藤、桑枝。脾肾两虚者，因创伤及瘀血内停，久而致脾阳不振，累及于肾，脾肾两虚，治宜温补脾肾，通经活络。方用四君子汤合右归丸加姜黄、蜈蚣、地龙、土鳖虫、五加皮、薏苡仁等水煎服。

部分B族维生素可促进神经再生，常用维生素B_1、维生素B_2、甲基维生素B_{12}等。另外，局部注射神经生长因子等开始进入临床。

（五）实用功能评价

在复合性损伤中，如同时伴有骨与关节、软组织、周围神经的四肢损伤，由神经损伤造成的感觉及运动障碍并不如骨及软组织损伤严重。在下肢，合适的承重力线是极为重要的，任何致残的骨骼畸形必须矫正，其耐受性和稳定性必须恢复。在上肢，运动和感觉比力量和耐受性更为重要，手的有用功能依赖于腕、肘和肩的位置及稳定性，不能维持在功能位的手将是无用的。身体某些部位的感觉非常重要，如手的正中神经分布区和足的胫神经分布区。对于小指，如感觉完全丧失，其残疾程度通常比截指更重。

神经缝合后，为等待神经再生而延长固定时间将导致麻痹肌肉和正常肌肉的纤维化和关节僵硬，如为维持神经的断端缝合而将膝关节长期固定在屈曲位，可产生轻度屈曲畸形，从而破坏了肢体的负重力线，导致站立时疲劳和行走时跛行。

第四节　冻伤

一、介绍

冻伤是指在特定低温条件下，由于机体长时间暴露在寒冷环境中造成局部或全身温度下降而发生的损伤。冻伤的损伤程度与寒冷环境的温度、风速、湿度、受冻时间、患者局部和全身状态（饥饿、疲劳、醉酒等）以及防护程度有直接关系。运动员、裁判员们的防护意识强、防护装备相对完善，其冻伤常是由出现极端天气、激烈比赛中护具脱落或意外受伤等所导致；场地观众、志愿者等人员冻伤则是由缺乏防护意识和措施造成的。

二、病因病理

冻伤可发生在任何皮肤表层，冻伤局部先有寒冷感和针刺样疼痛，皮肤苍白，继之出现麻木或知觉丧失，其突出的临床表现多在复温之后才显露出来。其发展过程可分为生理调节、组织冻结、复温融化3个阶段。

（一）生理调节阶段

冻伤之初，主要表现为产热增加和散热减少。肌肉紧张度增加、寒战使代谢增高、心跳加快。皮肤血管交替收缩可减少散热，主要表现为起初皮肤血管收缩，血流量减少，皮肤苍白冰冷。若寒冷持续，皮肤血管常会出现短暂的扩张，局部血流增快，有潮红、刺痛出现，为了避免热量继续丢失，血管又随之收缩。最终为了保持核心区体温，皮肤及肢端血管持续收缩。实验证明，低温环境下，血管的性质决定了血管的收缩和舒张，含大量弹性纤维的血管表现为舒张，而含少量弹性纤维的血管如肾动脉，由于细胞内钙离子增多而表现为收缩，肾脏的血流量会因此而下降。神经缺血后会发生感觉过敏或者感觉迟钝。若寒冷持久，最终引起代谢降低，心跳减慢，导致核心区体温降低，皮肤和肢端血管最终持续收缩，发生冻结。手部皮肤温度随受冷时间的延长和强度的加大逐渐降低，会出现潮红、冷、胀、麻、痛等症状，手的感觉和灵敏度下降。

（二）组织冻结阶段

在此阶段，细胞外液的水分形成冰晶体，电解质浓度和渗透压升高，细胞内水分大量向外渗出，使组织脱水，蛋白质变性，酶活性降低，细胞皱缩，细胞器功能受损，代谢中间产物堆积，造成细胞、组织死亡。随着其体积不断增大，对细胞产生机械性损伤，如细胞破裂、细胞内容物外溢，这也是造成细胞死亡的重要原因之一。

（三）复温融化阶段

深部组织冻结后引起局部微循环障碍，复温冻结组织转入冰点以上发生融化，冻区的血流暂时恢复，微静脉和毛细血管扩张，出现缺血和缺血再灌注损伤，并引发炎症反应，毛细血管通透性和渗出增加，局部出现水肿和水疱，并出现血管内红细胞堆积，毛细血管通透性增加，血管壁损伤，继而出现血流减慢和血液瘀滞，血栓形成，即为冻融性损伤，造成远端组织器官坏死。

三、临床表现及诊断

（一）非冻结性损伤

冰雪运动中常见的非冻结性损伤是冻疮，好发于手、足、耳郭、鼻尖等部位，多呈对称性。气温转暖之后虽然可以自愈，但容易习惯性复发。轻症者大多表现为受冻部位先觉寒冷感及针刺样疼痛，继则出现皮肤紫色或红色斑点、丘疹或结节，自觉瘙痒、疼痛；重者可伴水肿及水疱，形成溃疡，疼痛剧烈或局部感觉消失，最终遗留瘢痕。

（二）冻结性损伤

冻结性损伤包括机体局部冻伤和全身冻伤。对冻伤面积的估计主要应用手掌法结合九分法。对冻伤深度的判断目前采用4度法（表9-3），Ⅰ度、Ⅱ度损伤主要为组织血液循环障碍，Ⅲ度、Ⅳ度损伤有不同深度的组织坏死。

表9-3 4度法

分类	损伤层次	临床表现
Ⅰ度冻伤 （红斑性冻伤）	表皮层	轻度灼热、痒、刺痛感，症状数日后消失恢复，皮肤不留瘢痕
Ⅱ度冻伤 （水疱性冻伤）	真皮层	局部红肿较明显，伤后皮肤有水疱形成，水疱内有血清状疱液或稍带血性，疱底鲜红，自觉疼痛明显，触觉迟钝；伤后2～3周疱壁结痂脱落愈合，少有瘢痕；若发生感染、破溃，愈合后则有瘢痕
Ⅲ度冻伤 （腐蚀性冻伤）	皮肤全层或深达皮下组织	伤处可由苍白色变为紫红色或青紫色，皮温低，水肿明显，触觉消失，冻伤皮肤发生坏死；有散在的厚壁血性水疱，疱底暗红，周围有炎症反应，疼痛明显，容易并发感染而形成湿性坏疽；若无感染，冻伤后4～6周痂皮脱落，形成肉芽组织创面，愈合缓慢，遗留明显瘢痕
Ⅳ度冻伤 （坏疽性冻伤）	深达肌肉、骨骼	局部感觉丧失，肢体剧烈疼痛，甚至影响入眠，伤处由苍白色变为紫蓝色或青灰色，皮温低伴水肿，可有散在小的暗红色血性水疱或没有水疱；坏死组织和健康组织于冻伤后3周左右逐渐分界清楚，其冻伤创面常变为干性坏疽，治愈后多留有功能障碍或致残

（三）冻僵

冻僵发生在机体失温后，核心区温度降低，并逐渐开始出现寒战、苍白、发绀、疲乏、无力、哈欠等，继而出现肢体僵硬、神志异常、心律失常、呼吸抑制、脏器衰竭等症状，甚至导致死亡。

全身性冻僵程度不同，临床症状亦有不同。根据核心区温度（肛温），将冻僵划分为轻、中、重3度（表9-4）。失温时间短，体温回升后神经和肌肉的功能可以恢复；若失温持续数小时，即使体温恢复，变性神经和肌肉功能亦难以恢复，并出现血栓和组织缺血性坏死等表现。

表9-4　冻僵的分度

分度	临床表现
轻度	体温 32 ~ 35℃，心跳、呼吸加快，血压升高，寒战、疲乏、健忘、多尿
中度	体温 28 ~ 32℃，表情淡漠、精神错乱、心跳和呼吸减慢、感觉和反应迟钝、语言障碍、运动失调或昏睡、心律失常、心电图提示心房扑动或心房颤动、室性期前收缩和出现特征性的 J 波。体温在 30℃时，寒战停止、神志丧失、瞳孔扩大、心动过缓，心电图显示 PR 间期、QRS 综合波和 QT 间期延长
重度	体温低于 28℃，呼吸减慢、瞳孔对光反射消失、血压下降、昏迷、心室颤动、少尿；体温降至 24℃，出现僵死样面容；体温低于 20℃时，皮肤出现苍白或青紫、心搏和呼吸停止、瞳孔固定散大、四肢肌肉和关节僵硬，心电图或脑电图等呈直线

四、治疗

冻伤的基本治疗目标是迅速复温，防止进一步的冷暴露以及恢复血液循环。早期应急处理包括以下几项。

（一）迅速脱离受冻现场

将患者搬入温暖的室内（室温20 ~ 25℃），脱掉潮湿的衣服鞋袜，换上温暖柔软的衣物，抬高受损的肢体，搬动时要小心、轻放。立即用棉被、毛毯或皮大衣等或用温热的手覆盖受冻的部位或其他身体表面使之保持适当温度，以维持足够的血液供应。衣服、鞋袜等连同肢体冻结物勿强行脱下，应用温水（40℃）使冰冻融化后脱下或剪开。

（二）防治休克和维持呼吸功能

全身性冻伤的患者在复温前后都容易发生休克，所以当患者出现心跳呼吸减弱甚至停止时，应立刻将其放于仰卧位，抬高下肢，开放气道，立即进行心肺复苏。有条件时给以心电监测，以便了解血压、呼吸、体温、血氧饱和度等变化，对指导治疗很有帮助。

（三）对症处理

积极纠正缺氧、电解质紊乱，保护肝、肾、脑功能，预防血栓形成。

（四）快速复温

如有条件，应立即进行温水快速复温，复温后在充分保暖的条件下转送。如无快速复温条件，应尽早转送，转送途中应注意保暖，防止外伤。到达医院后应立即进行温水快速复温。对于处于冻结性损伤的Ⅱ度、Ⅲ度冻伤，快速复温是效果显著而关键的措施。

温水快速复温具体方法：将受冻肢体浸泡于40℃（不宜过高）温水中，如果手套、鞋袜和手脚冻在一起难以分离，不可强行脱离，以防皮肤撕裂，应连同鞋袜、手套一起浸入水中，复温至冻区恢复感觉，皮肤转红，尤其是指（趾）甲床潮红，组织变软，皮温达36℃为止，时间不宜过长，一般要求在15~30分钟完成复温。复温要快，温度不能过高。缓慢复温可能加重损害，延迟复温可能影响疗效。复温后用温暖的被子继续保温。对于颜面部冻伤，可用40℃的温水浸湿毛巾进行局部热敷。在无温水的条件下，可将冻肢立即置于自身或救护者的温暖体部，如腋下、腹部或胸部，以达到复温的目的。救治时严禁火烤、雪搓、冷水浸泡或猛力捶打患部。化学加温器不能直接放于冻伤的组织上，避免造成烫伤和超过目标温度。

在复温过程中及复温后要注意纠正复温性休克的发生，可用37~40℃（至少也应为室温）葡萄糖注射液1 000 mL快速静脉滴注。

（五）局部处理

1. 局部用药

复温后局部立即涂敷冻伤外用药膏，可适当涂厚，指（趾）间均需涂敷，并以无菌敷料包扎，每日换药1~2次；面积小的Ⅱ、Ⅲ度冻伤，可不包扎，保持创面清洁干燥，注意保暖。可供使用的冻伤膏有呋喃西林霜剂：可的松霜剂、右旋糖酐霜剂等。

2. 水疱创面痂皮的处理

应在无菌条件下抽出水疱液，如果水疱较大，也可行低位切口引流。感染创面应及时引流，防止痂下积脓，对坏死痂皮应及时蚕食脱痂。

肉芽创面新鲜后尽早植皮，消灭创面。早期皮肤坏死形成干痂后，对于深部组织情况往往不易判断，有时看起来肢端已经坏死，但脱痂后露出肉芽创面（表明深部组织未坏死），经植皮后可痊愈。因此，对冻伤后截肢应慎重，应尽量减少伤残，一般任其自行分离脱落，最大限度地保留尚有存活能力的肢体功能，必要时可进行动脉造影，以了解肢端血液循环情况。

3. 改善局部微循环

Ⅲ度冻伤初期可应用低分子右旋醣酐，以降低血液黏稠度，改善微循环。必要时可采用抗凝剂（如肝素）或血管扩张剂（罂粟碱、苄胺唑啉等）。

（六）预防感染

冻伤后容易并发感染，多为金黄色葡萄球菌感染，严重冻伤应口服或注射抗生素，常规进行破伤风预防注射。

五、预防措施

（1）在寒冷环境中应注意防寒、防湿。冬季锻炼时要佩戴和使用御寒用具，要扎紧手套、衣服、裤脚、袖口，防止风雪侵入衣服内。雪上运动时眼部应佩戴滑雪防护眼镜。

（2）衣着保暖不宜透风，减少体表外露，露在外面的部位应适当涂抹油脂。

（3）运动服装和鞋袜要求保暖和宽松，冰鞋不能太小、太挤脚，鞋袜要保持干燥，运动或走路过多后出现潮湿要及时更换。

（4）寒冷环境下身体静止不动或疲劳时，要注意保暖，不要站在风口处；不要在疲劳或饥饿时坐卧在雪地上；在运动间歇或结束后要及时穿好衣服。

（5）饮食中适当补充含蛋白质和脂肪较多的食物。

（6）进入高寒地区之前，应进行适应性训练。

第五节　压疮

一、介绍

压疮也称压力性损伤，是由于身体局部组织长期受压，引起血液循环障碍，发生持续缺血、缺氧、营养不良而致局部软组织溃烂和坏死。一旦发生压疮，不仅会给患者增加痛苦，加重病情，延长疾病康复时间，严重者可因继发感染引起败血症而危及患者的生命。

二、病因

（一）压力因素

压疮的形成主要由垂直压力、摩擦力和剪切力引起，通常是2～3种力联合作用的结果。当持续性外部压力超过正常的毛细血管内的压力时，组织发生缺血、缺氧，细胞代谢障碍，从而导致组织坏死而引起压疮。

（二）活动受限

正常人皮肤受到一定的压力时会有不适的感觉，会采取措施缓解或避免压力。然而，麻痹、极度无力、瘫痪、使用矫形器者肢体活动受限，无法独立改变体位或需采取强迫性体位，可能造成局部长期受压，导致局部血液循环不良，组织缺血、缺氧，从而发生组织坏死。

（三）潮湿因素

皮肤受到汗液、大小便、伤口渗出物等物质的刺激而变得潮湿，从而出现酸碱度（pH值）改变，致使表皮角质层的保护能力下降，皮肤组织破损、感染，形成压疮。

（四）营养因素

营养摄入不足的患者，蛋白质合成减少，出现负氮平衡，肌肉萎缩，皮下脂肪减少，此时骨突处一旦受压，因为缺少软组织的保护则容易引起血液循环障碍而导致压疮。过度肥胖的患者卧床时，体重对皮肤的压力也容易导致压疮。

（五）其他

年龄、意识状态改变或感觉障碍、全身缺氧、药物等因素可影响压疮形成。

三、易发部位

（1）仰卧位易发于枕骨粗隆、肩胛、肘、脊椎隆突处、骶尾、外踝、足跟，尤其是骶尾。

（2）侧卧位易发于耳郭、肩峰、肘、髋、膝关节内外侧、内外踝。

（3）俯卧位易发于前额、面颊、耳郭、肩、肋缘、女性乳房、男性生殖器、髂嵴、膝部、脚趾。

（4）坐位易发于坐骨结节、骶尾等。

四、康复评定

（一）压疮分期

1. Ⅰ期（淤血红润期）

损伤仅限于表皮，表现为骨隆突部位呈现压之不褪色的红斑，与周围正常皮肤界限清楚，皮肤表面完整，局部可有疼痛、硬块，局部表皮变软、皮温升高或降低。

2. Ⅱ期（炎性浸润期）

部分真皮层缺损，形成表浅的开放性溃疡，基底呈粉红色，无坏死组织；也可表现为完整的或破裂的血清性水疱。

3. Ⅲ期（浅度溃疡期）

全层皮肤缺失，损伤深层及皮下组织，肌肉、肌腱和骨骼尚未暴露，可有脓性分泌物、坏死组织、结痂及皮下窦道形成。此期压疮深度依据解剖部位而异，如缺少皮下组织的耳郭、枕部、脚踝部等的溃疡较表浅，而脂肪肥厚区域往往发展为较深的溃疡。

4. Ⅳ期（坏死溃疡期）

全层组织缺失伴有骨、肌腱或肌肉的暴露，创面可布满坏死组织和焦痂，通常存在瘘管和窦道，甚至溃疡深及肌肉和支持系统（如筋膜、肌腱、关节囊）而并发骨髓炎。

（二）压疮危险度评估

可采用压疮危险度评估工具来评估患者形成压疮的高危因素，以便对危险人群和处于危险中的人群采取预防措施。危险度评估量表包括制动、失禁、营养状况、精神状况等因素，这些因素能增加压疮的发生率和严重程度。常用评定患者发生压疮的危险性的方法有Braden评分法和Norton评分法。

1. Braden 评分法

Braden评分法包括6个项目：感知、潮湿、活动度、移动能力、营养、摩擦力和剪切力（表9-5）。除了摩擦力和剪切力评分1~3分，其余项目评分1~4分，最低为4分，最高为23分。分值越低，危险越高。得分＜12分预示有高度危险，预测灵敏度为90%~100%，压疮深度为Ⅱ度以上压疮；12~14分为中度危险，预测灵敏度为65%~90%，压疮深度为Ⅰ~Ⅱ度；15~17分为轻度危险，预测灵敏度为50%~60%，压疮深度多为Ⅰ度；得分≥18分，无发生压疮的危险。

表9-5　Braden评分法

评估项目	1分	2分	3分	4分
感知：与压迫有关的不适感觉能力	完全丧失	严重丧失	轻度丧失	不受损坏
潮湿：皮肤暴露于潮湿的程度	持续潮湿	经常潮湿	偶尔潮湿	很少潮湿
活动度：体力活动的程度	卧床不起	局限于椅上	偶可步行	经常步行
移动能力：改变和控制体位的能力	完全不能	严重限制	轻度限制	不限制
营养：通常的摄食情况	恶劣	不足	适当	良好
摩擦力和剪切力	有问题	有潜在问题	无问题	无问题

2. Norton 评分法

Norton 评分法包括一般状况、精神、活动、运动、大小便失禁（表9-6），每项评分为1~4分，评分范围为5~20分，评分≤14分提示容易发生压疮。

表9-6　Norton评分法

评估项目	4分	3分	2分	1分
一般状态	良好	一般	差	非常差
神志状态	清醒	嗜睡	谵妄	昏迷
活动能力	自由活动	协助活动	依赖轮椅	卧床
运动能力	不受限	轻度受限	重度受限	不能活动
失禁情况	无	偶尔失禁	经常失禁	大小便失禁

五、各期压疮的护理

（一）Ⅰ期压疮

此期护理的关键在于去除危险因素，避免压疮的进展，主要措施是减压护理，如增加翻身次数、避免局部过度受压、避免摩擦力和剪切力等。可用皮肤保护膜、水胶体敷料或泡沫敷料贴敷在受损处，可减少摩擦，减轻局部压力，并有利于保持皮肤正常pH值和维持适宜温度，促使受损处恢复。由于此处皮肤已经受损，故不可局部按摩，防止加重损害。

（二）Ⅱ期压疮

此期治疗护理重点在于保护创面，预防感染。除继续上述措施避免损伤继续发展之外，还须保护已受损皮肤，促进创面愈合。主要措施如下：①水疱处理，小水疱可注意保护，防止破裂，可用水胶体敷料，促进水疱自行吸收；大水疱应在消毒皮肤后用无菌注射器经皮肤抽出疱内液体，用无菌纱布挤压干净疱液，早期保留疱皮，用透明贴或溃疡贴等水胶体敷料外敷。②渗液较少的创面，应用生理盐水清洗创面及创周皮肤后用水胶体敷料（如透明贴、溃疡贴）外敷。③渗液较多的创面，可采用藻酸盐敷料、泡沫敷料等外敷，以促进渗液的吸收。此期可每隔3~5天换药1次，也可根据渗液情况确定换药间隔时间。

（三）Ⅲ和Ⅳ期压疮

治疗护理原则为解除压迫，控制感染，去除坏死组织和促进肉芽组织生长。主要措施包括局部伤口的护理以及积极的全身支持措施，如增加营养、治疗原发病或给予抗感染、促进伤口愈合的药物以及减轻皮肤（尤其是伤口部位皮肤）的受压等。局部伤口护理的措施如下。

1. 清洁伤口

可用的溶液包括无菌生理盐水、林格液或3%的过氧化氢溶液等。0.5%的醋酸溶液适用于铜绿假单胞菌感染的创面。对于有坏死组织的伤口，可以用含蛋白酶的溶液清洗。清洗伤口时，动作要轻柔，避免损伤新生的肉芽组织，杀菌溶液冲洗后还应用无菌生理盐水冲洗，以减少肉芽组织的刺激。

2. 换药和包扎

准确评估创面，根据不同创面采用不同敷料换药：①伤口基底部呈黑色，可清创后充分引流，选用藻酸盐、水凝胶敷料外敷，以溶解和软化坏死组织，外加透明敷料或凡士林油纱布覆盖，每1~2天换药1次。②创面坏死组织呈黄色，先剪除软化的坏死组织，然后使用上述敷料外敷，每2~3天换药1次。③创面基底呈红色，可选用水胶体敷料，每3~5天换药1次。④有腔隙和窦道的创面，渗出液多者可选用藻酸盐敷料填充，外加高吸收性敷料或纱布覆盖，肉芽过度生长以及中到大量渗液的伤口，可选用泡沫敷料，结合使用弹力绷带，起到抑制肉芽组织增生的作用。

3. 其他

高压氧疗、高频电疗和直流电药物离子导入等都可作为治疗压疮的手段。大面积压疮或久治不愈合者，可考虑手术清除坏死组织，行皮瓣移植，以促使伤口愈合。

六、引导教育

（1）积极的全身治疗，如治疗原发病或给予促进伤口愈合的药物。

（2）保证充足的营养，饮食要有充足的蛋白质、维生素，每日摄入适量的水果和蔬菜。

（3）保护皮肤，保持皮肤清洁干燥。

（4）向患者及家属介绍压疮发生、发展及治疗护理的一般知识，指导其学会预防压疮的方法，如定时翻身、保持皮肤清洁、每日用热毛巾擦洗背部及受压部位、使用软枕，使患者及家属积极配合并参与治疗。

（5）避免局部组织长期受压，定时翻身，减少局部组织的压力，鼓励和协助患者经常更换卧位。

（6）对长期卧床的患者，每日应进行全范围关节运动，维持关节的活动和肌肉张力，促进肢体和皮肤血液循环，减少压疮的发生。

第六节　过度训练综合征

一、介绍

过度训练综合征（overtraining syndrome，OTS）是一种在运动人群中发现的复杂临床疾病，代表对训练的适应不良反应，表现为全身症状和运动表现下降。疲劳是经常与OTS相关的术语，OTS 被认为是训练和恢复之间不平衡的结果，而疲劳则是精神超负荷的次要原因。

据报道，高水平运动员的发病率为20%～30%，女性和精英运动员的发病率更高，但OTS并不是精英运动员的专属，普通运动员也会出现。

二、病因病理

没有单一的理论可以解释OTS的病因。通常引用的理论有自主神经失衡假说、糖原耗竭假说、支链氨基酸（BCAA）假说、中枢疲劳理论、细胞因子假说等。

三、临床表现

（一）过度训练的状态

过度训练被认为代表了一系列连续存在的反应和障碍。这些疾病的表现有很大的重叠，恢复时间是改变的主要原因。主要分为以下几种状态。

（1）急性疲劳（acute fatigue，AF），是超负荷训练的直接结果。尽管运动员疲劳，但其表现并没有明显下降。

（2）功能性过度训练（functional overreaching，FOR），过度训练被广泛定义为经过一段时间的超负荷训练后运动表现的短期下降。FOR是一种短期（不到两周）训练引起的疲劳增加和性能下降，与增加的训练负荷有关。

（3）非功能性过度训练（nonfunctional overreaching，NFOR），被定义为剧烈的超负荷训练，导致比 FOR 更长时间的表现下降（通常为两周到两个月），充分休息后可完全康复。NFOR 通常伴随着与过度训练相关的心理和/或神经内分泌症状的增加，而 FOR 通常不会。

（4）OTS，运动特定表现的长期（通常超过两个月）下降。与 OTS 相关的常见症状和体征包括过早疲劳、情绪不稳定、缺乏动力、过度使用导致的损伤和感染（最常见的是呼吸道感染）。恢复是可变的，在运动员恢复到他们的基线训练能力之前可能需要几个月。

（二）过度训练综合征的临床表现

（1）与运动表现相关的表现有无法解释的表现不佳、在训练或比赛中增加努力感。

（2）与心理相关的表现有缺乏动力、情绪低落、沮丧、难以集中注意力、易怒、喜怒无常、与队友或教练组不合作。

（3）与疲劳或者睡眠相关的表现有持续疲劳、睡眠障碍、白天嗜睡增加。

（4）与躯体功能相关的表现有持续的肌肉酸痛或僵硬、经常生病（如上呼吸道感染）、慢性或复发性过度使用的损伤、体重下降。

四、诊断

目前没有公认的指南来确定OTS的诊断。对疲劳运动员的评估通常需要进行多次，并仔细考虑与其他疾病的鉴别诊断，通过不断排除以确诊。

五、评估

（1）了解详细的病史（包括训练计划的目标和实施情况、饮食情况、药物使用情况、近期或慢性疾病）。

（2）对各系统进行彻底审查。询问在症状出现之前是否增加了训练的频率、持续时间及强度，这一点很重要。

（3）初期实验室评估，包括全血细胞计数、血清或血浆铁蛋白浓度、血清钠/氯/钾/碳酸氢盐含量，以及肌酐、血尿素氮（BUN）和促甲状腺激素（TSH）含量。可能会根据病史增加其他实验室检查，但通常不需要进行广泛的测试。

适当的评估通常需要数周时间，运动员应大幅降低训练强度或在此观察期间绝对休息以帮助评估。

六、预防措施

可以采取以下几个措施来降低 OTS 的风险。

（1）充足的睡眠，至少睡 8 小时可提高运动表现并降低过度训练的风险。

（2）适当的营养，可以减轻对急性运动的压力反应。相反，糖原消耗会导致儿茶酚胺和皮质醇浓度升高。在超负荷训练期间补充碳水化合物可以减缓皮质醇的升高并减弱感知到的劳累。

（3）周期化的训练，以允许身体充分恢复。适当进行训练分期是降低 OTS 风险的重要策略之一，分短期策略和长期策略。短期策略可能包括7日休息1天及艰难和轻松的日子交替。长期策略包括每8～12 周减少1周的训练，或每年1个月的轻度或最低限度的训练。

七、监测

由于过度训练的个体心理和生理指标的准确性有限，目前认为，使用多种技术组合是评估 OTS 的最佳方法。

（一）心理和康复监测

心理变化最早出现在OTS的患者中，情绪障碍的频率随着训练负荷的增加而增加，并在负荷减少后恢复到基线。

1. 心境状态量表

心境状态量表（profile of mood states，POMS）是过度训练心理评估工具。POMS 可以预测哪些运动员易患 OTS，但目前尚不清楚 POMS 是否可以预测所有运动员的过度训练，因为一些运动员似乎会出现经历情绪变化而不表现下降的情况。

2. 全面质量恢复评分

全面质量恢复评分（TQR评分）是监测运动员从训练中恢复是否充分的有用工具。TQR评分可以细分为TQR动作评分（TQRact）和TQR感知评分（TQRper）。TQRact 评分是对四个主要领域恢复情况的自我报告评估，即营养和水合作用、睡眠和休息、放松和情绪支持、伸展和积极休息。

3. 恢复压力问卷

恢复压力问卷（REST-Q）是测量当前压力症状和前三天恢复相关活动/状态的频率，并解决非特定和运动特定的压力和恢复领域。已经开发了急性恢复和压力量表（acute recovery and stress scale，ARSS）及短期恢复和压力量表（short recovery and stress scale，SRSS）作为恢复和压力的简明测量，可用于急性恢复压力状态的纵向评估。

（二）生理指标

目前虽然已经研究了几种过度训练的生理指标，但没有单一指标或组合指标可用于确定 OTS 的诊断。生理指标主要包括静息和运动后心率、心率变异性（HRV）、运动最大心率及静息和运动耗氧量（VO_2）。

（三）生化指标

生化指标包括肌酸激酶（CK）、血红蛋白/血细胞比容、红细胞计数、血清铁蛋白、血清乳酸和生长激素、血浆睾酮/皮质醇、谷氨酰胺（患有 OTS 的运动员通常具有低谷氨酰胺水平）。

（四）睡眠监测

可以通过使用睡眠日记或活动记录仪监测睡眠。如果怀疑患有阻塞性睡眠呼吸暂停（OSA）或不宁腿综合征（RLS）等医学睡眠障碍，建议转诊至睡眠专家处。

第七节 运动性月经病

一、运动与月经周期

（一）月经周期

月经周期是指月经规律性来潮的周期，即2次月经第1天的间隔时间，一般为21～35天，平均为28天，持续30～45年。每个周期与卵巢周期和月经周期相关。

卵巢周期由卵泡期、排卵期和黄体期组成；月经周期由月经期、增殖期和分泌期组成。月经周期始于月经期，是卵泡期或"低激素"期的开始，其特征是低黄体生成素（LH）、卵泡刺激素（FSH）、孕酮和雌激素水平缓慢升高。卵泡期大约为月经周期的前14天。在此周期"中间"出现排卵，雌激素和黄体生成素水平激增，此时与卵子的释放相吻合。排卵后是黄体期，是月经周期中雌激素和孕激素水平都较高的高激素期，整个过程见图9-1。

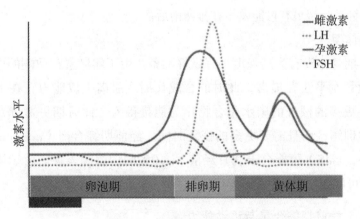

图9-1 月经周期中的激素波动

（二）运动能力与月经周期

女子的最大运动能力与月经周期密切有关，目前研究显示大约75%的女性运动员因月经而出现运动表现下降。

（1）参加力量专项的运动以及激烈的有氧和/或无氧运动的运动员，不需要调整月经周期来最大限度地提高成绩。

（2）月经周期对女子运动员有氧运动能力造成影响，与内源性类固醇激素的周期性改变有关，同时伴随着更消极的情绪状态和疲劳程度的增加，运动的乳酸盐反应、体重、血浆容量、心率、通气量与VO_2等没有变化。

具体在各个月经周期的身体反应及训练原则如下：

1. 卵泡期

在卵泡早期，激素水平较低，表现出更高的疼痛耐受性和更高的感知能力水平，此时是女性身体为高强度锻炼做好准备的时候。卵泡晚期雌激素的升高被认为会阻碍运动前碳水化合物的储存。因此，运动前一天和运动期间的碳水化合物负荷对于女性耐力运动员能够高强度运动可能是重要的，并需要增强铁的摄入。由于雌激素水平在卵泡晚期较高，力量训练可能更有效。

2. 排卵期

排卵期的运动能力可能相对较好。与卵泡期和黄体期相比，排卵期股四头肌力量显著增加。一些证据显示，此时期受伤风险较高，例如滑雪者的前交叉韧带断裂更有可能发生在排卵前后。

3. 黄体期

此时期身体没有为高强度训练做好准备。由于雌激素和孕酮的增加，体内的激素水平正在提高，此时的合成代谢或肌肉生成能力正在下降，机体需要更多的额外的碳水化合物作为能量摄入。此时期更适合专注于低强度的训练，而且需要更多的恢复时间。经前期综合征（premenstrual syndrome，PMS）可能会干扰月经前7~10天的训练和表现。由于体液潴留，体重可能会增加。

（三）经前期综合征与运动能力

月经来临前期状态的改变会影响运动能力，这主要与PMS有关。PMS的核心症状包括情感症状，如抑郁、易怒和焦虑，以及躯体症状，如乳房疼痛、腹胀及头痛，有时伴有腹泻、疲乏、头晕、呕吐、协调能力差、注意力不集中等症状。这一综合征会对体力造成一定影响。

PMS患者的治疗目标是缓解症状和改善功能障碍。其方法包括生活方式措施（锻炼和放松）、认知行为疗法和药物治疗，选择性5-羟色胺再摄取抑制剂、复方口服避孕药（COC）被批准且被证明对患有PMS或经前焦虑症（premenstrual dysphoric disorder，PMDD）的女性有效。

二、运动性闭经

参与剧烈运动的女性所经历的月经不调通常是由神经内分泌功能障碍所致，因此通常是可逆的。运动诱发的闭经发生在 5% ~ 25% 的运动员中，马拉松运动员的发病率更高，体重较轻且稍年轻的女性发病率更高。芭蕾舞者、骑自行车者、游泳者和从事非负重运动者也有报道出现运动性闭经。

（一）病因

运动性闭经可由一系列与过度运动相关的因素引起。

（1）低体脂水平，来月经时，女性身体不能低于一定比例的身体脂肪。

（2）运动相关激素，运动使身体释放某些激素，如 β-内啡肽和儿茶酚胺，高水平的这些激素被认为会影响雌激素和孕酮的分泌。

（3）情绪压力，强烈的负面情绪会影响下丘脑。

（4）饮食紊乱，如节食和不进食。

（二）评估

（1）如果以前有规律的月经周期，错过月经周期≥3个月。

（2）如果以前有不规律的月经周期，错过月经周期≥6个月。

（3）月经周期突然发生变化。

（三）诊断

（1）怀孕测试，可以是尿液或血液测试。

（2）病史，包括是否有压力、体重、饮食或运动习惯的改变，或者是否存在饮食失调或疾病（可能导致功能性下丘脑性闭经），以及妇科病史和使用的避孕方法。

（3）实验室检查，初始实验室评估（排除妊娠后）应包括FSH、血清催乳素和TSH以检测早发性卵巢功能不全（premature ovarian insufficiency，POI）、高催乳素血症和甲状腺疾病。如果最近有月经周期，则在第 2～4 天进行测试是合适的，在长时间闭经的情况下，可以在任意1天进行测试。

（4）其他检查，如生殖系统的CT和超声检查。

（四）治疗

（1）减少运动量或降低运动强度。

（2）使体重增加2%～3%。

（3）改变饮食，增加钙的摄入，如每天摄入钙1 200～1 500 mg。服用钙补充剂以增加骨骼强度并预防骨质疏松。

（4）通过阻力训练增加肌肉重量和力量增强运动员骨骼应力，防止软组织损伤。

（5）如果饮食改变和减少运动不会导致月经规律恢复，则开始使用复方口服避孕药或激素治疗。

（五）预防

（1）跟踪月经周期，逐月记录，记下周期之间的天数或使用跟踪应用程序。

（2）记录能量摄入，估计每天需要多少热量来维持目前的体重。

（3）制订饮食计划，制订每日饮食计划，了解何时进食最能补充能量并从运动中恢复。

（4）选择适宜的零食，选择营养丰富、味道好、适合自己生活方式的食物。

（5）跟踪一天的运动量，考虑运动的时间、类型和强度，调整食物摄入量以应对增加的能量消耗。

（6）正确的身材观念，运动员对运动、体重和体形应当有一个正确的态度。

三、女性运动员三联征

女性运动员三联征是指三个相互关联的健康问题：能量缺乏（"燃料不足"）、月经紊乱和女性运动时骨骼健康状况不佳。月经紊乱包括月经不调（月经稀发）或停经（闭经）。骨骼健康状况不佳包括骨密度低（即骨骼较弱），可能导致骨骼应力性骨折和骨质疏松。

（一）病因及表现

1. 能量不足

（1）饮食失调，不进食、避免所有含脂肪的食物或大量减重或减重过快。

（2）饮食不足，摄入量与消耗量不平衡，摄入量无法满足消耗量，无法保持健康的体重。

2. 生殖功能障碍（月经紊乱）

当身体处于能量缺乏状态时，下丘脑-垂体-性腺轴（HPGA）受到抑制，可导致月经紊乱。因此，许多女性可能会经历一系列月经紊乱，从月经不调到闭经（完全丧失月经）。

3. 骨量缺失

由于与能量缺乏相关的激素变化，身体无法用新的健康细胞替换旧的骨细胞，导致出现骨骼健康不佳的风险。研究显示，在骨骼形成高峰期（青春期到20岁）出现风险更高。

能量不足的运动员可能出现骨转换抑制、骨质量受损、骨应力性损伤风险增加、应力性骨折和低骨密的症状。月经失调导致的能量缺乏和雌激素缺乏与骨健康密切相关，通过不耦合的骨转换破坏骨代谢，并随着时间的推移，骨吸收（分解）增加，由于缺乏能量导致的骨形成减少，从而导致骨变弱。

（二）诊断

（1）月经不规律或怀孕困难。

（2）应力性骨反应或骨折。

（3）过于关注体重或身材并干扰正常的饮食习惯。

（4）明显的体重减轻。

（三）预防与治疗

可参见运动性闭经。

第八节　运动性失眠

一、介绍

25%的运动员患有严重的睡眠障碍，如入睡困难、打鼾或睡眠呼吸障碍。此外，大多数运动员睡眠时间过少，16.7%的运动员使用安眠药帮助他们在比赛季节入睡或保持睡眠。所有运动员都认为良好的睡眠是影响他们健康的重要因素，25%认为与睡眠相关的指导提高了他们的运动表现。睡眠改善会使运动表现改善，充足的睡眠对于避免过度训练和通过调节睾酮和生长激素等的适应性释放来最大限度地增加训练效果非常重要。

二、病因

运动员的睡眠障碍一般可能发生在两个时间点。

1. 重要比赛前

运动员可能会在重要比赛前经历睡眠不安，竞争的想法、竞争的紧张、不寻常的环境和房间内的噪声等因素被确定为睡眠不佳的原因。

2. 正常训练期间

正常训练期间的睡眠中断可能是由于早期训练、不良睡眠习惯（即在床上看电视）、夜间醒来使用洗手间、使用咖啡因以及过度思考/担心/计划导致的不良日常行为。

三、评估

睡眠日记：记录就寝时间、醒来时间、总睡眠时间、睡前使用的咖啡因、睡前进行的活动、对睡眠质量的看法和白天活动情况等。

四、治疗方法

（1）跟踪和监控睡眠。

（2）教练帮助运动员建立健康的睡眠模式。

（3）将健康睡眠作为训练计划的一部分，并鼓励运动员。

（4）开展健康睡眠教育。

（5）安排睡眠与昼夜节律训练。

第九节　运动性胃肠功能紊乱

一、介绍

运动相关的胃肠道症状会影响运动表现，这些症状与肠道的生理变化相关，包括肠道神经系统活动、肠道激素水平、肠道血流量、营养和电解质吸收情况、肠道分泌和通透性以及运动性的变化。运动性胃肠功能紊乱，又称为运动诱发的胃肠道综合征。

二、流行病学与危险因素

运动诱发的胃肠道症状的发生率为 20% ~ 96%。女性和年轻运动员的发病率更高。运动相关的胃肠道症状通常与运动后3小时内进食有关。脱水和镇痛药的使用与较高的胃肠道症状发生率相关。

虽然一些研究发现运动强度与胃肠道症状的发生率之间存在关联，但结果并不一致。胃肠道症状因运动类型而异。一般来说，长距离耐力运动员下消化道症状（如大便急迫、腹泻、直肠出血、腹胀、胃肠胀气、短暂性腹痛）的发生率很高；骑自行车的人上消化道症状（如反流、胃灼热、恶心和呕吐）的发生率很高。在滑雪运动员中，低频碳水化合物摄入导致血糖维持较差、脂质氧化减少、胃肠不适增加。

三、运动相关的短暂性腹痛

（一）发病率

运动相关的短暂性腹痛（exercise-related transient abdominal pain，ETAP）的发生率为 6%~68%。ETAP 最常发生在长跑期间，也与其他运动有关。年轻人和最近摄入食物和高渗溶液者，发病率更高。

（二）病因与发病机制

（1）膈肌缺血。
（2）支撑腹腔脏器的膈下韧带受到震动压力。
（3）壁腹膜的摩擦刺激。
（4）食物摄入。
（5）躯干重复运动引起胃和肠道扩张导致腹膜刺激加剧。

（三）临床表现

剧烈或刺痛、痉挛、酸痛、腹部牵拉感。疼痛通常位于右侧和左侧的肋下区域。

（四）诊断

在运动环境中出现短暂、轻度、局部良好的腹痛，并在停止运动后缓解，可推断为ETAP。

停止运动后出现剧烈腹痛或持续腹痛的患者需要评估其他腹痛原因。

（五）治疗

（1）停止运动是缓解 ETAP最有效的方法。
（2）部分物理动作，如抿唇深呼吸、在跑步时前倾收缩腹部肌肉以及按压疼痛部位可缓解疼痛。

（六）预防

（1）运动前至少两小时避免进食和饮水。

（2）短期（6～7天）可进食寡糖、二糖、单糖和多元醇饮食可能有助于减轻ETAP。

（3）ETAP患者在运动期间应经常饮用少量的低渗溶液，运动前和运动期间应避免使用高渗溶液（如复原果汁）。

（4）跑步者应经常避免进食奶制品、肉类、豆类和高纤维食物，以尽量减少症状。

（5）可以通过训练提高核心稳定性，以阻止ETAP的发生。

四、胃食管反流病

（一）发病率

有15%～20%的运动员出现胃灼热和反流，与普通人群中报道的相似。胃食管反流病（gastroesophageal reflux disease，GERD）患者在运动中出现胃灼热加重和/或反流增加。GERD的发病率随着运动强度的增加而增加。剧烈运动，尤其是饭后一小时内的运动，可诱发健康人群的GERD。

（二）病因与发病机制

多种因素会导致运动员发生反流，主要包括以下几点。

（1）腹部肌肉收缩引起胃内压力增加。

（2）内脏血流减少和高渗溶液导致胃排空延迟。

（3）胃肠黏膜保护因子的分泌受损。

（4）食管收缩的持续时间、频率和强度减少而导致食管清除率降低。

（5）食管下括约肌松弛次数增加。

（三）临床表现

GERD的症状包括胃灼热、反流和胸痛。

（四）治疗

GERD患者的治疗通常需要使用H_2受体拮抗剂或质子泵抑制剂进行抑酸。

（五）预防

运动前3小时避免高热量、高脂肪的食物，并在运动期间避免使用高渗溶液。

五、恶心和呕吐

（一）发病率

据报道，6%～26%的运动员出现恶心，2%～6%的运动员出现呕吐，在极端条件下恶心和呕吐的发生率更高。

（二）病因与发病机制

运动诱发的恶心和呕吐的病因可能与运动诱发的反流相似，运动导致的胃排空延迟和肠道蠕动改变导致恶心和呕吐。

运动虽然不会显著改变胃pH值，但胃胆汁酸水平的增加可能会导致恶心。

内毒素血症和肠道屏障功能受损与恶心的发病机制有关，且可在运动期间摄入碳水化合物后加重。

（三）临床表现与诊断

运动引起的恶心和呕吐通常发生在运动期间或运动后不久，通常为自限性的，很少导致脱水或电解质紊乱。在大多数情况下，可根据临床表现和病史做出诊断，不需要额外的测试。对于出现频繁、严重或持续的恶心和呕吐以及其他相关症状（如腹痛、腹胀、眩晕、头痛、胸部不适）的患者需要进一步就诊评估其他病因。

（四）治疗

治疗与运动相关的恶心和呕吐的主要方法是立即停止身体活动。

（五）预防

（1）运动前3小时避免高热量、高脂肪的食物。

（2）进食液体食物。有限的证据表明，在耐力或剧烈运动期间，与凝胶和固体如能量棒等相比，以液体形式摄入的碳水化合物可能导致较少的症状。

六、运动性腹泻

（一）发生率

运动性腹泻是指运动中出现腹泻和排便的冲动，又称 "跑步者的小跑"，经常因此中断锻炼。长跑运动员运动性腹泻的发生率为14%～38%，而在运动期间排便的冲动发生率为24%～54%。发病率因运动强度而异，在女性中更为常见。

（二）病因与发病机制

腹泻可能由赛前焦虑、最近一餐的时间与运动时间接近和运动强度引起。

具体发病机制尚不清楚，可能与肠黏膜的机械性刺激导致血管活性肠肽和前列腺素的分泌使肠道分泌发生改变有关。运动引起的自主神经系统活动的改变被认为会影响结肠和小肠运动。

运动员在运动期间碳水化合物和蛋白质吸收减少可能导致吸收不良。

（三）临床表现和诊断

临床表现为排便急迫和运动时腹泻。大便失禁的概率较小，大概为4%。

腹泻症状持续超过24小时或伴有腹痛、发热、便血或呕吐应评估其他潜在疾病。

（四）治疗

根据症状的严重程度，减少运动强度或休息，以及口服药物或静脉输液，止泻药应该谨慎使用。

（五）预防

运动前3小时避免进食高脂肪、高热量食物或高糖食物可预防运动性腹泻。有研究显示在比赛前采用由氨基酸、脂肪、糖、维生素和矿物质组成的液体配方的饮食有益。

第十节　运动性血尿

一、介绍

运动是导致血尿（尿液中红细胞排泄增加）的众多原因之一。运动性血尿可定义为剧烈运动后发生的肉眼或镜下血尿，在没有明显潜在肾脏或泌尿道病变的个体中，这种血尿会随着休息消退。

二、病因

许多人在运动后都报道出现血尿。发生原因可以分为创伤型与非创伤型。

（一）创伤型

（1）肾脏和/或膀胱的直接创伤可能是直接接触性运动产生运动性血尿的原因，比如足球、拳击以及冰球。

（2）膀胱损伤，长跑和骑自行车等可能会发生膀胱损伤。如果在长跑等运动后行膀胱镜检查发现瘀斑和明显挫伤，这可能是膀胱壁松弛反复撞击膀胱底部造成的。

（3）如果膀胱接近排空，细菌会附着在膀胱表面，引起感染。

（二）非创伤型

非接触性运动如划船、游泳等也可发生血尿。具体机制目前还不明确，有以下几个可能：

（1）肾缺血，运动时肾上腺素和去甲上腺素分泌增多，引起血管收缩、肾血流量减少、肾缺血缺氧，可导致血管壁营养障碍、通透性增加，进而发生红细胞和血浆蛋白质排出增多。

（2）厌氧条件导致的乳酸性酸中毒增加了肾小球的通透性，使红细胞可以进入尿液。

（3）胡桃夹综合征，指主动脉和近端肠系膜上动脉之间的左肾静脉受压。胡桃夹综合征可引起显微镜下和肉眼可见的血尿。有研究证实在胡桃夹综合征中，血尿（伴或不伴左腰痛）与运动之间存在关联。

三、评估

（1）对50岁以下低膀胱癌或肾癌风险的患者，其血尿与运动存在时间关联，并且在停止运动后数天至1周出现自发缓解，不需要进行评估。

（2）如果血尿持续时间远远超过停止运动后1周，则需要对血尿的其他原因进行评估。

第十一节　运动性晕厥

一、定义

运动性晕厥是一种在运动过程中或运动结束后发生的短暂意识丧失现象。它的发生可能让人感到不安，但通常并不是严重疾病的征兆。

二、病因

理解运动性晕厥的病因可有效帮助我们预防和应对这种情况。以下是运动性晕厥的主要原因。

（一）血液循环相关原因

1. 血压下降

（1）体位性低血压：快速站立或突然改变姿势可能导致血压迅速下降，从而引起大脑供血不足，导致晕厥。

（2）运动后的血压下降：运动结束后，血液会聚集在四肢，导致回流到心脏的血液减少，引起血压下降和大脑供血不足。

2. 血管扩张

（1）热环境中的运动：在高温环境中运动，身体会通过扩张血管来散热，导致血压下降，容易引发晕厥。

（2）运动强度过大：剧烈运动时，肌肉需要更多血液，可能导致大脑供血不足，引发晕厥。

（二）心脏相关原因

1. 心脏输出不足

（1）心律失常：异常的心跳节律可能导致心脏无法有效地将血液泵入大脑，导致晕厥。

（2）结构性心脏病：心肌病、主动脉狭窄等疾病会限制心脏的泵血能力。

2. 过度紧张或焦虑

在运动中或比赛前后过度紧张和焦虑会导致血管收缩，使心率加快，进而影响血液循环，导致晕厥。

（三）血糖和代谢相关原因

1. 低血糖

（1）长时间运动：没有适当补充能量的长时间运动会导致血糖水平下降，使大脑缺乏足够的能量供应，从而引发晕厥。

（2）不良饮食习惯：运动前未摄入足够的碳水化合物，可能导致运动过程中血糖过低。

2. 脱水

运动过程中大量出汗未及时补充水分，导致体内电解质失衡和血容量减少，从而引起晕厥。

（四）其他原因

1. 呼吸过度

运动中快速、深呼吸可能导致二氧化碳过度排出，血液酸碱度失衡，引起大脑血管收缩，导致晕厥。

2. 个体差异

（1）身体状况：一些人可能天生对运动中的体位变化更敏感，更容易发生晕厥。

（2）缺乏锻炼：平时缺乏锻炼的人突然进行高强度运动，身体适应能力较差，容易引发晕厥。

三、运动性晕厥的评估、处理与预防

在运动过程中或运动后发生晕厥可能让人感到不安，但正确的评估与处理可以迅速缓解症状并预防进一步发展的风险。以下是运动性晕厥的快速评估与处理步骤。

（一）运动性晕厥的评估

1 评估意识状态

（1）判断意识丧失时间：观察或询问患者是否完全丧失意识及其持续时间，通常晕厥时间较短，几秒至几分钟。

（2）检查意识恢复：观察患者是否迅速恢复意识，评估清醒程度和反应能力。

2.检查生命体征

（1）测量脉搏：检查患者的脉搏是否正常，是否存在心律不齐或心率过快、过慢的情况。

（2）观察呼吸：评估呼吸是否平稳，有无呼吸急促或困难。

（3）监测血压：如果有条件，测量血压，评估是否存在低血压。

3.询问症状和病史

（1）询问症状：了解患者有无头晕、心悸、胸痛、恶心等症状。

（2）了解病史：询问患者是否有既往晕厥史、心脏病史、过敏史或其他相关病史。

4.评估运动环境和运动强度

（1）评估运动环境：检查运动环境是否存在高温、低氧等影响因素。

（2）评估运动强度：询问患者进行的运动类型和强度，是否超出了平时的运动水平。

（二）运动性晕厥的处理

1.立即停止运动

（1）停止活动：一旦出现晕厥，应立即停止运动，避免进一步的身体

负担。

（2）保证安全：确保患者处于安全位置，避免跌倒或碰撞受伤。

2. 呼叫医疗帮助

（1）拨打急救电话：如果患者未恢复意识或出现其他严重症状（如胸痛、呼吸困难），应立即拨打急救电话。

（2）等待专业救援：在专业医疗人员到来之前，持续观察和护理患者。

3. 使患者平躺

（1）平躺休息：让患者平躺在平坦的地面上，抬高双腿（大约30度），以促进血液回流到心脏和大脑。

（2）放松衣物：松开紧身衣物，保持呼吸顺畅。

4. 观察和等待

（1）观察恢复情况：持续观察患者的意识恢复情况和生命体征变化，通常几分钟内会有所好转。

（2）保持镇静：安抚患者情绪，保持镇静，防止恐慌加重症状。

5. 补充水分和电解质

（1）补水：如果患者清醒且无呕吐症状，可适量饮用水或含电解质的饮料，补充水分。

（2）避免刺激：避免让患者饮用含咖啡因或乙醇的饮料，以免加重症状。

（三）运动性晕厥的预防

1. 逐渐增加运动量

（1）循序渐进：逐渐增加运动强度和时间，让身体逐步适应，避免突然剧烈运动。

（2）热身和放松：运动前进行适当的热身，运动后进行放松，帮助身体适应运动负荷。

2. 保持良好的水分和营养

（1）充足饮水：运动前、中、后保持充足的水分摄入，尤其是在高温环境中运动时。

（2）合理饮食：运动前适量进食，避免空腹运动，确保血糖水平稳定。

3. 了解自身健康状况

（1）定期体检：定期进行健康检查，了解自身心血管状况，及时发现潜在问题。

（2）管理慢性病：有慢性病（如心脏病、糖尿病）的患者应在医生指导下进行运动，避免风险。